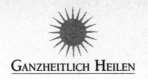

Ganzheitlich Heilen

Buch

Durch die Anwendung hormoneller Verhütungsmittel sowie negative Umwelteinflüsse leiden viele Frauen unter einem zu hohen Östrogenspiegel. Die Folge davon sind Gewichtsprobleme, Menstruationsstörungen, Stimmungsschwankungen sowie eine Anfälligkeit für Osteoporose und Herzerkrankungen, die sich vor allem im Klimakterium bemerkbar machen. Die Autorinnen zeigen, wie durch die Zuführung von natürlichem Progesteron das hormonelle Gleichgewicht wieder hergestellt werden kann. In ihrem Buch beschreiben sie die gegensätzlichen Wirkungen von Östrogen und Progesteron auf den Organismus und stellen die unterschiedlichen Anwendungsformen von natürlichem Progesteron dar. Breiten Raum widmen sie darüber hinaus der Beantwortung von Patientenfragen.

Autorinnen

AnnA Rushton ist Gründerin eines Informationsdienstes über den Einsatz von natürlichem Progesteron in Buxton, Derbyshire, und hält regelmäßig Vorträge am Institut »Woman to Woman« in Hove, East Sussex.

Dr. Shirley A. Bond ist Ärztin.

ANNA RUSHTON / SHIRLEY A. BOND

NATÜRLICHES PROGESTERON

Der alternative Weg bei PMS
und Hormonproblemen

Aus dem Englischen
von Rita Höner

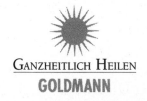

GANZHEITLICH HEILEN

GOLDMANN

Die englische Originalausgabe erschien 1999 unter dem Titel
»Natural Progesterone« bei Thorsons,
a Division of HarperCollinsPublishers Ltd., London.

Die Autorinnen haben alles unternommen, um sicherzustellen, dass die in diesem Buch enthaltenen Informationen den aktuellen Wissensstand zum Zeitpunkt der Manuskripterstellung so genau wie möglich wiedergeben. Da das medizinische und pharmazeutische Wissen sich jedoch ständig weiter entwickelt und seine Anwendung im Einzelfall von vielen Faktoren abhängt, sollte die Leserin zwecks individueller Beratung unbedingt eine Fachärztin und einen Facharzt aufsuchen. Das Buch ist nicht als Alternative zu ärztlichen Empfehlungen gedacht, die vor jeder Selbstbehandlung eingeholt werden sollten.
Die hier vorgestellten Informationen sind nach bestem Wissen und Gewissen geprüft, dennoch übernehmen die Autorinnen und der Verlag keinerlei Haftung für Schäden irgendeiner Art, die sich direkt oder indirekt aus dem Gebrauch der hier vorgestellten Anwendungen ergeben.

Umwelthinweis:
Alle bedruckten Materialien dieses Taschenbuches
sind chlorfrei und umweltschonend.
Das Papier enthält Recycling-Anteile.

Deutsche Erstausgabe November 2000
© 2000 der deutschsprachigen Ausgabe
Wilhelm Goldmann Verlag, München
in der Verlagsgruppe Bertelsmann GmbH
© 1998 AnnA Rushton und Dr. Shirley A. Bond
Umschlaggestaltung: Design Team München
Umschlagfoto: Guido Pretzl
DTP/Satz: Martin Strohkendl
Druck: Elsnerdruck Berlin
Verlagsnummer: 14184
Redaktion: Birgit Förster
WL · Herstellung: Stefan Hansen
Made in Germany
ISBN 3-442-14184-2
www.goldmann-verlag.de

1. Auflage

Inhalt

Vorwort von Dr. John R. Lee 7

Einführung 11

Kapitel 1 – Der Hormonzyklus der Frau 15

Kapitel 2 – Beschreibung und Anwendung
von Progesteron 25

Kapitel 3 – Die fruchtbaren Jahre 59

Kapitel 4 – Die Wechseljahre 107

Kapitel 5 – Krebs 155

Kapitel 6 – Osteoporose 169

Kapitel 7 – Progesteron für Männer 187

Nützliche Adressen 205
Register 211

Vorwort

Es ist für mich aus zwei Gründen ein Vergnügen, dieses Vorwort zu schreiben. Erstens leiste ich gerne einen Beitrag zu diesem Buch, das aus der praktischen Erfahrung entstanden ist, die die Autorinnen mit der Anwendung von natürlichem Progesteron haben. Sie setzten es bei der gesundheitlichen Beratung von Frauen zur Herstellung des Hormongleichgewichts ein. Wegen der Wichtigkeit von Progesteron und der anhaltenden Skepsis der Schulmedizin brauchen wir mehr Bücher dieser Art, damit mehr Frauen erreicht werden und so eine Nachfrage entsteht, durch die Progesteron seinen rechtmäßigen Platz beim Ausgleich des Hormonhaushalts zurück erhält. Natürliches (das heißt bioidentisches) Progesteron ist leider mehr als vierzig Jahre zugunsten von weniger wirksamen und dazu noch schädlicheren synthetischen Ersatzsubstanzen (Progestativa) vernachlässigt und ignoriert worden. Also müssen sich die Frauen selbst mit diesem Thema beschäftigen und in Sachen Hormongleichgewicht ihre Interessen vertreten. Aus ebendiesem Grund ist dieses Buch notwendig.

Zweitens freut es mich, dass die Autorinnen so qualifiziert sind. AnnA Rushton und Dr. Shirley A. Bond haben schon frühzeitig erkannt, wie ausschlaggebend ein Progesteronmangel bzw. sein Gegenstück, eine Östrogendominanz, für die Gesundheit von Frauen ist. AnnA Rushton besitzt fundierte Kenntnisse über den Hormonhaushalt, hat viel über gesundheitliche Themen geschrieben und sich mit Stressmangement beschäftigt; all das bringt sie begeistert und praxisbezogen in die Beratung von Frauen mit ein. Dr. Shirley A. Bond kenne ich als bemerkenswert intelligente, liebe- und verständnisvolle Ärztin, deren Dienst an der Patientin eine erfreuliche Mischung aus Wissenschaftlichkeit und guter Laune ist. Ihre führende Position und ihre Erfahrung mit der Anwendung von natürlichem Progesteron ist in Großbritannien wohl ohne Konkurrenz. Wenn man die Erfahrungen, die Erfolge und die menschlichen Qualitäten dieser beiden Frauen zusammennimmt, sind sie wohl die idealen Autorinnen für dieses praktische und aufschlussreiche Handbuch über die Rolle, die natürliches Progesteron für die Gesundheit von Frauen spielt.

Progesteronmangel ist so gut wie nicht vergleichbar mit anderen Erkrankungen. Er hat beispielsweise keine offenkundigen Anzeichen: Es kommt weder, wie etwa bei Masern oder Windpocken, zu einem Ausschlag noch zu Fieber, Blässe oder zu spezifischen Schmerzen. Trotzdem sind Progesteronmangel und sein Gegenstück, Östrogendominanz, schwer wiegende Erkrankungen. Er kann zum Beispiel zu Brust-, Eierstock- oder Endometriumkrebs führen, zu Knötchen in der Brust, Übergewicht, Unfruchtbarkeit, einer Fehlgeburt, Osteoporose, Autoimmunstörungen, Wassereinlagerungen im Gewebe, Libidoverlust und vorzeitigem Altern. Die klinische Diagnose eines Progesteronmangels ist für manche Ärzte möglicherweise zu subtil, dank moderner Labortests aber nicht weniger zuverlässig.

Progesteronmangel und Östrogendominanz werden zuerst von den Frauen selbst bemerkt – denn sie kennen ihren Körper. Die Frauen selbst müssen, wenn sie eine hormonelle Veränderung spüren, ihre Ärztin bzw. ihren Arzt bitten, nicht nur wie üblich Östradiol, FSH und die Schilddrüsenhormone zu überprüfen, sondern auch den Progesteronspiegel. Die Patientin muss ihren Arzt um Speichel- statt Serum- (oder Plasma-)Tests bitten, um die Progesteronabsorption bei transdermalen Cremes zu überwachen, denn solche Tests sind im Katalog der Schulmedizin noch nicht die Norm.

Bei richtiger Anwendung sind die Folgen der Progesteronzufuhr subtil, aber tief greifend: Der Entstehung von Brustkrebs wird vorgebeugt, der Schlaf wird sich normalisieren, das prämenstruelle Syndrom abklingen. Sie haben mehr Energie, können klarer denken, die Knochen werden nicht brüchig, die sexuelle Lust kommt zurück – und die Ehe kann gerettet werden ... Für Ärzte sind diese subtilen Veränderungen vielleicht unbedeutend, für Frauen jedoch nicht. Nachdem sie über dieses wichtige Hormon gelesen haben, schrieben mir Hunderte von ihnen: »Danke, dass Sie mein Leben wieder lebenswert gemacht haben.« Deshalb ist dieses Buch notwendig, und ich bin sicher, dass Dr. Bond und AnnA Rushton ähnliche Post bekommen werden.

Dr. John R. Lee
Sebastopol, Kalifornien

Einführung

Gesund, vital, energiegeladen – so möchten wir alle gerne sein. Stattdessen geht es den meisten aber nur »ganz gut«, manchmal sind wir ziemlich krank, und viele Frauen stehen in einem früheren Lebensalter, als sie es je für möglich gehalten hätten, vor so lebensbedrohlichen Krankheiten wie Krebs. Es ist fatal, solche Geschehnisse mit »so ist das Leben« abzutun; denn unsere Gesundheit ist zu wichtig, als dass wir das, was uns heil, ausgeglichen und frei von hormonellen Problemen macht, unbeachtet lassen sollten.

Viele Bereiche sind von Bedeutung, wenn es um unsere Gesundheit geht; wir wissen, dass wir Sport treiben, uns vernünftig ernähren und möglichst ausgeglichen leben sollten. Die meisten denken bei dem Begriff »Gleichgewicht« jedoch nicht an die Hormone, obwohl die hormonelle Balance von Frauen ernsthaft gefährdet wird – durch ihre Lebensweise, durch regelmäßig verordnete Medikamente wie die Pille und Hormonersatzpräparate sowie durch Umweltfaktoren, über die wir keine Kontrolle haben.

Was wir aber zum großen Teil beeinflussen können, ist unser Körper. Viele Probleme, die Frauen ihr ganzes Leben lang plagen, vom prämenstruellen Syndrom (PMS) bis zur Hysterektomie, von Brustkrebs bis zur Osteoporose, können ganz konkret einem unvermeidbaren Ungleichgewicht zwischen den Hormonen Östrogen und Progesteron im Körper zugeschrieben werden.

Über die Rolle von Östrogen wurde viel diskutiert, und auf seine wohltuende Wirkung auf die Gesundheit von Frauen, vor allem in den Wechseljahren, ist oft hingewiesen worden. Sehr viel weniger hören wir allerdings darüber, dass Östrogen durch genügend Progesteron ins Gleichgewicht gebracht werden muss. Zahlreiche Ärzte ignorieren diese Debatte und missachten hartnäckig die entscheidende Rolle, die Progesteron für die Gesundheit von Frauen spielt. Deshalb haben jetzt viele Patientinnen selbst es übernommen, eine Lösung für ihre hormonell bedingten gesundheitlichen Probleme zu finden. In den letzten Jahren haben Frauen einfache und direkte Informationen erhalten und weitergeleitet, die ihnen und ihre Geschlechtsgenossinnen zu besserer Gesundheit verhelfen.

Ich schreibe seit 1988 über alle Aspekte der alternativen Gesundheitsfürsorge, und seit der Begegnung mit Dr. John Lee – dem ersten Arzt, der Frauen die große Bedeutung von Progesteron klarmachte – liegt mir die Weitergabe von Informationen für dieses wichtige Thema an möglichst viele Frauen am Herzen. Deshalb habe ich die Organisation *Woman to Woman* gegründet, die Frauen bei der Verbreitung dieser Informationen unterstützt. Seit einigen Jahren halte ich zusammen mit Dr. Shirley A. Bond Vorträge für Frauen über das Thema Gesundheit, und es war ermutigend und inspirierend zu sehen, wie engagiert einige Frauen nach einer Therapie bzw. einer Ursache für ihre hormonell bedingten Krankheiten suchen. Zwar ist Progesteron kein

Allheilmittel, das die Beschwerden jeder Frau beheben kann, aber es ist ein zentrales Hormon für ihre Gesundheit, dessen Rolle in medizinischen Kreisen bedauerlicherweise vielfach übersehen bzw. unterschätzt wird.

Die hier vorgestellten Themen haben sich aus unseren Workshops herauskristallisiert. Es gibt einige sehr gute Bücher zum Thema »Hormongleichgewicht«, aber noch keines hat bislang versucht, die Fragen zu beantworten, die Frauen ihren ÄrztInnen und einander stellen, um bestmöglich für ihre Gesundheit zu sorgen. Deshalb danken wir allen Frauen, die uns Fragen gestellt haben, besonders solche Fragen, die wir nicht beantworten konnten; sie haben uns gezwungen, die weltweite Progesteronforschung zu durchforsten und die gängigen Fehlinformationen unter die Lupe zu nehmen. Vielleicht haben wir nicht immer umfassend beantwortet, was Progesteron kann – ich vermute, dass wir das erst ansatzweise erkannt haben; trotzdem wollten wir die gesammelten Informationen möglichst vielen Frauen und ihren ÄrztInnen mitteilen.

Für ihre Unterstützung bei diesem Vorhaben danke ich Ihnen.

AnnA Rushton

Kapitel 1

Der Hormonzyklus der Frau

Die Hormonstory der Frau beginnt im Mutterleib lange vor der Geburt – nämlich dann, wenn der weibliche Embryo 21 Tage alt und kaum 2 Millimeter lang ist. In dieser Phase hat er keine einzeln erkennbaren Organe, aber unter dem Mikroskop ist der Herzschlag sichtbar.

Zellen aus dem so genannten Dottersack des Embryos wandern in einen Bereich des Embryos, aus dem sich später die Eierstöcke entwickeln. Diese Zellen teilen sich, und etwa im 5. Schwangerschaftsmonat hat ein weiblicher Fetus Eierstöcke, die zirka sieben Millionen Eier bzw. Ova enthalten. Unglaublich, aber wahr: Ab dem Zeitpunkt ihrer Entstehung, das heißt noch bevor der Fetus ausgewachsen ist, fangen diese Eier an zu sterben. Zum Zeitpunkt der Geburt enthält jeder Eierstock eines Mädchens nur noch etwa zwei Millionen Eier, und bis zur Pubertät verringert deren Anzahl sich weiter, bis nur noch zwischen 500 000 und 200 000 vorhanden sind. Nur bei einem Bruchteil von ihnen kommt es schließlich zum Eisprung. Eine Erklärung für diese scheinbare Verschwendung haben wir nicht.

Der monatliche Zyklus

Die Eierstöcke sind bis zur Pubertät nicht aktiv. Diese findet bei den meisten Mädchen im Teenageralter statt, manchmal auch früher oder später. Man weiß nicht, wodurch die Pubertät ausgelöst wird, aber ein als Hypothalamus bezeichnetes Hirnareal beginnt mit der Ausschüttung des gonadotropinstimulierenden Hormons. Dieses Hormon regt die Hirnanhangsdrüse zur Abgabe des so genannten follikelstimulierenden Hormons (FSH) an. Dieses beeinflusst die Eierstöcke und stimuliert, wie sein Name bereits sagt, die Follikel (Eibläschen) im Eierstock, die unreife Eizellen enthalten. Unter dem Einfluss von FSH beginnen mehrere Follikel sich zu entwickeln. Nach kurzer Zeit ist einer dieser Follikel weiter herangereift als die anderen. Im Verlauf des Reifeprozesses sekretieren die Zellen im Follikel – die so genannten Granulosazellen – Östrogen. Der Östrogenspiegel steigt, und wenn er eine bestimmte, individuell unterschiedliche Höhe erreicht hat, stellt die Hirnanhangsdrüse die Abgabe von FSH ein und beginnt mit der Ausschüttung eines anderen Hormons, dem luteinisierenden Hormon (LH). Ein oder zwei Tage nach dieser Änderung platzt der Follikel, und das Ei wird freigegeben. Es kommt also zum Eisprung, der normalerweise jeden Monat stattfinden sollte.

Zum Zeitpunkt des Eisprungs hören die Granulosazellen des Follikels auf, weiterhin große Mengen Östrogen zu produzieren, und starten stattdessen die Herstellung von Progesteron. Der Bereich im Eierstock, der das Ei abgegeben hat, wird als Corpus luteum bzw. Gelbkörper bezeichnet, weil er eine gelbliche Färbung annimmt. Die anderen Follikel, die sich in beiden Eierstöcken entwickelt hatten, reifen nicht weiter heran und lösen sich auf. Wenn eine Befruchtung stattgefunden hat, sekretiert die Eizelle nun ein Hormon namens Humanes Choriongonadotropin. Es sorgt dafür, dass der Eierstock weiterhin große Mengen Progesteron produziert, damit die Gebärmutter auf die Schwangerschaft vorbereitet wird. Wenn keine Befruchtung stattgefunden hat, wird auch kein Humanes Choriongonadotropin ausgeschüttet; der Eierstock stellt die Progesteronproduktion ein, und der Zyklus beginnt von neuem.

Die im Verlauf des Zyklus produzierten Östrogen- und Progesteronmengen beeinflussen auch die Gebärmutter. In der ersten Phase des Hormonzyklus baut die erhöhte Östrogenausschüttung das Endometrium (die Gebärmutterschleimhaut) auf. Progesteron lässt das Endometrium heranreifen und bereitet es auf die Aufnahme des befruchteten Eis vor, damit dieses sich einnisten und die Plazenta bilden kann, die anschließend die Progesteronproduktion übernimmt.

Progesteron spielt also eine ganz entscheidende Rolle. Es sorgt dafür, dass die Gebärmutterschleimhaut vorbereitet und nicht abgestoßen wird, damit der junge Embryo überleben kann. Eben diese Rolle – der Erhalt der Schwangerschaft – hat dem Hormon seinen Namen gegeben: »pro« bedeutet »für«, und »Gestation« steht für »Schwangerschaft«. Wenn das Ei nicht befruchtet wurde und der Gelbkörper kein Progesteron mehr ausschüttet, wird die Gebärmutterschleimhaut abgestoßen, und es kommt zur normalen monatlichen Blutung.

Das Ende des Hormonzyklus

In den Wechseljahren hört dieser Kreislauf allmählich auf, bis es schließlich weder einen Eisprung noch eine monatliche Blutung gibt. Wie bei der Pubertät weiß man auch hier nicht, durch was die Änderung der hormonellen Abläufe verursacht wird. Möglicherweise reagieren die Eierstöcke, die, wie Sie sich erinnern werden, ja eigentlich älter sind als wir, einfach nicht mehr auf die Hormone der Hirnanhangsdrüse. Es kann auch sein, dass irgendein Mechanismus im Gehirn die Hirnanhangsdrüse via Hypothalamus beeinflusst, sodass FSH und LH nicht mehr dieselbe Wirkung haben. Auf jeden Fall wurde das Überleben der Menschheit dadurch sichergestellt, dass Frauen sehr viel länger leben, als sie fortpflanzungsfähig sind: Sie können so ihre Nachkommenschaft aufziehen, bis diese erwachsen ist.

Es scheint von der Natur vorgesehen zu sein, dass der oben geschilderte Zyklus von der Pubertät bis zu den Wechseljahren ohne Unterbrechungen (Ausnahme: Schwangerschaften) und Probleme stattfindet. Leider entspricht das jedoch nicht den Erfahrungen, die viele Frauen heute machen.

Veränderungen des Hormongleichgewichts

Zunächst sollten wir uns darüber klar werden, welche Wirkung Progesteron und Östrogen im Körper haben. Glücklicherweise hat Dr. John Lee die zentrale Rolle des Progesterons erkannt und publik gemacht. Mit seiner Erlaubnis übernehmen wir hier eine Liste, die er im September 1998 bei einem Seminar in London vorstellte.

Die Wirkungen von Östrogen

- baut die Gebärmutterschleimhaut auf
- regt die Zellen in den Brüsten an
- vermehrt das Fettgewebe
- fördert die Einlagerung von Salz und Flüssigkeiten im Gewebe
- trägt zu depressiven Stimmungen und Kopfschmerzen bei
- behindert die Tätigkeit des Schilddrüsenhormons
- beeinträchtigt die Regulierung des Blutzuckerspiegels
- verstärkt die Blutgerinnung
- vermindert die sexuelle Lust
- trägt zum Verlust von Zink und zur Einlagerung von Kupfer bei
- reduziert den Sauerstoffspiegel in allen Zellen
- verursacht Endometriumkrebs
- erhöht das Brustkrebsrisiko
- hemmt geringfügig die Tätigkeit der Osteoklasten, was den Abbau von Knochenmasse verlangsamt
- vermindert den Gefäßtonus
- löst Autoimmunerkrankungen aus.

Die Wirkungen von Progesteron

- baut die Gebärmutterschleimhaut ab
- schützt vor Knötchen und Geschwulsten in der Brust
- unterstützt die Verwertung von Fett zur Energiegewinnung

- wirkt auf natürliche Weise harntreibend
- natürliches Antidepressivum
- erleichtert die Tätigkeit des Schilddrüsenhormons
- normalisiert den Blutzuckerspiegel
- normalisiert die Blutgerinnung
- verstärkt die sexuelle Lust
- normalisiert den Zink- und den Kupferspiegel
- stellt einen angemessenen Sauerstoffspiegel in den Zellen wieder her
- beugt Endometriumkrebs vor
- trägt dazu bei, Brustkrebs zu verhindern
- regt die Osteoblasten und damit den Knochenaufbau an
- verbessert den Gefäßtonus
- wendet Autoimmunerkrankungen ab
- notwendig für das Überleben des Embryos
- Vorstufe der Corticosteronproduktion.

Offensichtlich sollen diese beiden Hormone sich gegenseitig regulieren und harmonisch zusammenarbeiten, damit der Hormonhaushalt ausgeglichen ist. Tun sie es nicht, ist das gewöhnlich auf synthetische Hormone, Medikamente, die Lebensweise und die Umweltverschmutzung zurückzuführen.

Die Problematik eines Östrogenüberschusses ist unter Medizinern seit 1930 bekannt, aber nicht klar war, dass das eigentliche Problem das Verhältnis zwischen Östrogen und Progesteron ist und nicht nur ihre absolute Höhe. Erst Dr. John Lee, ein amerikanischer Allgemeinmediziner, machte diese Tatsache einer breiteren Öffentlichkeit bekannt und gab ihr die Bezeichnung *Östrogendominanz*. Der Begriff wurde allgemein gebräuchlich, nachdem Dr. Lee Mitte der 90er-Jahre sein erstes Buch veröffentlicht hatte (*Natürliches Progesteron: Ein bemerkenswertes Hormon*, AKSE-Verlag, München 1997), das andere Ärzte auf die Wichtigkeit des Progesteronspiegels für die hormonelle Gesundheit der Frau aufmerksam machen sollte. Es waren jedoch die Frauen selbst, die die Arbeit von Dr. Lee aufgriffen und mit ihrer Hilfe erkennen konnten, wann sie »nicht-ausgeglichenes« Östrogen bekamen, das heißt eine Östrogenmenge, die nicht durch ausreichend Progesteron ins Gleichgewicht gebracht wurde.

Symptome einer Östrogendominanz

- Beschleunigung des Alterungsprozesses
- Allergien (Asthma, Ausschläge, Nebenhöhlenverstopfung)
- Autoimmunstörungen
- Empfindlichkeit der Brüste
- Fehlentwicklungen des Gebärmutterhalses
- kalte Hände und Füße auf Grund einer Schilddrüsendysfunktion
- verminderter Sexualtrieb
- Depressivität, verbunden mit Angst oder innerer Unruhe trockene Augen
- frühes Einsetzen der Menstruation
- mehr Fettgewebe, vor allem an Bauch, Hüften und Schenkeln
- Erschöpfung
- Knötchen und Geschwulste in der Brust
- Gallenblasenerkrankungen

- Haarausfall
- Kopfschmerzen
- Unterzuckerung
- Konzentrationsstörungen
- verstärkte Blutgerinnung
- erhöhtes Schlaganfallrisiko
- Unfruchtbarkeit
- unregelmäßige Menstruation
- Reizbarkeit
- Schlaflosigkeit
- Gedächtnisverlust
- Fehlgeburten
- Stimmungsschwankungen
- Osteoporose
- Knochenabbau in den Wechseljahren
- PMS
- träger Stoffwechsel
- Gebärmutterkrebs
- Myome
- Wassereinlagerungen im Gewebe, Völlegefühl

Umweltverschmutzung

Zu den am wenigsten bekannten Ursachen einer Östrogendominanz gehören die Folgen der Umweltverschmutzung. Viele Menschen wissen, dass wir unsere Umwelt seit Jahren belasten und das Gleichgewicht der Natur stören. Aber nur sehr Wenigen ist klar, dass ein Großteil der Schadstoffe aus Substanzen besteht, die östrogenähnliche Stoffe sind oder werden können. Diese so genannten Fremdöstrogene sind chemische Stoffe, die sich wie Östrogene verhalten und an Östrogenrezeptoren andocken. Sie sind heute in der Umwelt so weit verbreitet, weil sie das Zerfallsprodukt vieler Verfahren in der petrochemischen und in der Kunststoffindustrie sind. Sie treten auch aus Kunststoffen aus (zum Beispiel aus Möbeln, Teppichen, manchen Anstrichfarben und Plastikwasserflaschen), vor allem wenn diese erwärmt werden.

Die Fremdöstrogene binden sich an Östrogenrezeptoren im Körper und lösen eine stärkere Wirkung aus als das Östrogen selbst. Der Körper kann sie zudem nur schwer von den Rezeptoren entfernen, sodass sie im Körper bleiben und ihre Wirkung lange anhält. Phyto-Östrogene dagegen (das sind Östrogene, die in Pflanzen vorkommen) docken ebenfalls an Östrogenrezeptoren im Körper an, scheinen aber schwächer zu wirken als Östrogen.

Zur Umweltverschmutzung tragen auch Östrogene bei, die ins Trinkwasser gelangen. Sie stammen von Frauen, die die Antibabypille bzw. Hormonersatzpräparate nehmen. Es heißt, diese Stoffe würden bei der Aufbereitung des Trinkwassers vollständig entfernt, aber viele Experten bezweifeln, dass das möglich ist.

Dieser kurze »Steckbrief« unserer Hormone hat die Ursache möglicher Probleme aufgezeigt. Sie werden in den folgenden Kapiteln eingehender erörtert, wobei die verschiedenen Lebensphasen der Frau näher untersucht werden.

Kapitel 2

Beschreibung und Anwendung von Progesteron

Im vorigen Kapitel wurde angezeigt, wie zentral Progesteron für die Gesundheit von Frauen ist. Obwohl klar zu sein scheint, was Progesteron ist, sprechen viele Leute – auch solche aus den Gesundheitsberufen – auch dann von »Progesteron«, wenn sie die Wirkung synthetischer Progestativa meinen. In diesem Buch bezieht sich *Progesteron* ausschließlich auf das in den Eierstöcken hergestellte natürliche Hormon oder auf eine bioidentische Ersatzform. »Bioidentisch« bedeutet, dass der Körper der Frau die von außen zugeführte Substanz als absolut identisch mit dem Progesteron erkennt, das er selbst herstellen würde. Weil die Verabreichung von natürlichem Progesteron für viele Menschen etwas Neues ist, wird in diesem Kapitel erläutert, was Progesteron bewirkt, in welcher Form es erhältlich ist und wie es angewandt werden kann.

Progesteron im Körper

Progesteron ist ein Hormon, das Männer und Frauen besitzen. Bei der Frau wird es nach dem Eisprung vom Gelbkörper in den Eierstöcken hergestellt und außerdem in den Nebennieren. Die täglich produzierte Menge ist unterschiedlich und hängt davon ab, ob die Frau sich vor oder nach den Wechseljahren befindet oder schwanger ist.

Durchschnittliche Progesteronspiegel bei optimalen Bedingungen:

Frauen vor den Wechseljahren vor dem Eisprung	50–10 mg pro Tag
Frauen vor den Wechseljahren nach dem Eisprung	20–50 mg pro Tag
Schwangere	der Spiegel steigt stark an und kann bis zu 400 mg pro Tag erreichen
Frauen nach den Wechseljahren	10 mg pro Tag
Männer (Progesteron wird in den Nebennieren und in den Hoden hergestellt)	5–15 mg pro Tag

Der Progesteronspiegel kann anhand von Blut- und Speicheltests bestimmt werden.

Progesteron wird im Körper über das Hormon Pregnenolon aus Cholesterin synthetisiert. Progesteron wiederum kann in Kortikosteroide und Testosteron umgewandelt werden.

Progesteronrezeptoren finden sich auf den Zellen vieler Körpergewebe, zum Beispiel Gebärmutter, Gebärmutterhals, Scheide, Gehirn, Myelinschicht der peripheren Nerven, Knochen. Diese Rezeptoren können viele Körperfunktionen und -Systeme beeinflussen, darunter die Regulierung der

Körpertemperatur, die Stressreaktion, das Immunsystem, die Energieproduktion und den Fettstoffwechsel.

Progesteron beeinflusst außerdem das Verhalten anderer Hormone; seine vielleicht wichtigste Rolle besteht darin, das Überleben des Fetus sicherzustellen. Obwohl es immer als Geschlechtshormon bezeichnet wird, ist es an der Ausbildung der sekundären Geschlechtsmerkmale nicht beteiligt.

Warum sprechen wir von »natürlichem« Progesteron?

Im Labor hergestelltes Progesteron für Cremes oder Tabletten hat die Bezeichnung »natürliches Progesteron« erhalten. »Natürlich« bedeutet in diesem Zusammenhang, dass das im Labor produzierte Progesteron genau dieselbe chemische Struktur wie das körpereigene Progesteron besitzt; der Körper akzeptiert es als natürlich und erkennt, dass es mit dem von der Frau selbst hergestellten Progesteron identisch ist. Ein Chemiker, der ein Progesteronmolekül aus dem menschlichen Körper und ein Progesteronmolekül aus dem Labor untersucht, kann anhand der chemischen Struktur die Herkunft des Moleküls nicht bestimmen. Für die praktische Anwendung bedeutet dies, dass Ihr Körper alle Enzymsysteme zur richtigen Verwertung des Hormons besitzt, wenn Sie eine Creme mit natürlichem Progesteron auftragen – es wirkt genau so, wie Ihr eigenes Progesteron wirken würde. Es sammelt sich nicht im Körper an und hat keine Nebenwirkungen.

Progesteron wird im Labor aus Saponinen hergestellt. Das sind steroidähnliche Substanzen, die sich in Pflanzen finden. Das am häufigsten verwendete Saponin ist Diosgenin, das in der mexikanischen wilden Yamswurzel vorkommt. Die Substanz wird im Labor aufbereitet und in einem dreistufigen Prozess in Progesteron umgewandelt. Dieses wird mikronisiert, das heißt so behandelt, dass die Moleküle keine langen Ketten bilden, sondern kleine Verbände. Das hat den Vorteil, dass sie leicht absorbiert werden, auch durch die Haut. Diese Progesteron-Art ist fettlöslich und wird deshalb eher auf den Zellmembranen der roten Blutkörperchen als im wässrigen Blutplasma transportiert. Sie »springt« von den Membranen ab, wenn die Progesteronrezeptoren erreicht sind. Durch Speichel- und Blutuntersuchungen lässt sich feststellen, ob Sie das in einer Creme enthaltene Progesteron absorbiert haben. Bei der Verwendung von natürlichem Progesteron steigt dessen Spiegel im Blut an, was normalerweise als Indikator dafür gilt, dass eine Frau genügend Progesteron hat; im Grunde zeigt es aber nur, dass das Progesteron zu seinem Bestimmungsort transportiert wird. Deshalb lässt sich der tatsächliche Progesteronspiegel im Körper im Allgemeinen nicht anhand von Blutuntersuchungen beurteilen. Bei einem Speicheltest dagegen wird die fettlösliche Progesteron-Form gemessen, was zuverlässiger anzeigt, ob eine Absorption stattgefunden hat oder nicht.

Darreichungsformen von natürlichem Progesteron

Bis vor einigen Jahren waren die Auswahlmöglichkeiten gering. Natürliches Progesteron war als Pessar, als Creme bzw. Gel oder als Injektion erhältlich. Da die zentrale Rolle dieses Hormons für die Gesundheit der Frau nun erkannt wurde, ist die Produktpalette heute sehr viel umfangreicher, und ständig werden neue Präparate entwickelt. Dies geschieht vor allem in den USA, wo auch die größte Produktvielfalt herrscht.

Nachstehend führen wir auf, welche Produkte generell verfügbar sind; möglicherweise sind einige davon über Ihren Arzt oder in Ihrem Land nicht erhältlich. In der BRD dürfen Progesteron-Produkte nur auf ärztliches Rezept verkauft werden; zum persönlichen Gebrauch können sie jedoch im Ausland bestellt werden. Informationen über Hersteller und Importeure finden Sie im Kapitel »Nützliche Adressen«.

Transdermale Cremes

Wissenschaftliche Untersuchungen haben gezeigt, dass transdermale Cremes gut absorbiert werden und einen zuverlässigen und vorhersagbaren Progesteronspiegel im Körper herstellen. Die meisten in neuerer Zeit veröffentlichten Forschungsarbeiten von Dr. John Lee und anderen beruhen auf 1,6-prozentigem Progesteron. Es sind verschiedene Cremes mit natürlichem Progesteron auf dem Markt, die sich in vier Kategorien einteilen lassen:

1. Cremes, die ausschließlich Progesteron in einer Trägersubstanz (Vitamin E, Aloe vera) enthalten.
2. Cremes mit Progesteron sowie Hilfsstoffen, zum Beispiel ätherischen Ölen oder Heilpflanzen. Diese Hilfsstoffe sollen die Progesteronabsorption fördern und die Qualität der Cremes verbessern.
3. Cremes, die Progesteron und verschiedene Phyto-Östrogene enthalten.
4. Cremes, die Progesteron und Tri-Östrogen enthalten.

Die Kombinationscremes haben Vor- und Nachteile. Die Vorteile bestehen darin, dass Phyto- bzw. Tri-Östrogene oft zur Regulierung Ihrer Symptome erforderlich sind. Nachteilig ist, dass die Östrogen- und Progesteron-Dosierung nicht individuell einstellbar ist. Eine Veränderung der Zufuhrmenge betrifft immer beide Hormone; auch wenn das vorgegebene Verhältnis für viele Frauen geeignet ist, kann es sein, dass das für Sie nicht zutrifft.

Außerdem kann der Progesterongehalt der Cremes variieren und zwischen 1,6 Prozent (das heißt etwa 850 Milligramm Progesteron in einem 60-ml-Behältnis) und 10 Prozent schwanken. Das ist natürlich ein enormer Unterschied; überprüfen Sie also, wie viel Progesteron Ihr Präparat enthält. Der Progesterongehalt in den Kombi-cremes ist außerdem von Hersteller zu Hersteller verschieden. Wichtiger als eine Prozentangabe ist für Sie die Angabe, wie viel Milligramm Progesteron Sie mit 10 Gramm Creme aufnehmen. Oft ist nämlich unklar, ob der Prozentsatz sich auf das Gewicht oder das Volumen bezieht.

Nebenwirkungen sind bei diesen Cremes nicht bekannt.

Einziger Nachteil: Es kann sein, dass sie sich für die wenigen Fälle, in denen sehr hoch dosiertes natürliches Progesteron erforderlich ist – zum Beispiel beim PMS –, nicht eignen.

Transdermale Gels

In Deutschland ist derzeit ein Gel mit 10 Milligramm Progesteron pro Gramm Gel auf Rezept erhältlich (Handelsname *Progestogel*).

Sublinguales Öl

Progesteron ist auch in Form eines Öls erhältlich, das tropfenweise unter die Zunge geträufelt wird. Diese Einnahmeform ist empfehlenswert, wenn eine schnelle Reaktion erforderlich ist. Nachteil: Weil das Progesteron schnell im Körper wirkt, wird es genauso schnell wieder aus dem Blut entfernt. Diese Darreichungsform eignet sich daher nicht, um das Östrogengleichgewicht langfristig zu halten.

Sublinguale Tabletten oder Pastillen

Das in dieser Form angebotene Progesteron ist in den unterschiedlichsten Dosierungen auf dem Markt. Unter der Zunge wird es leicht absorbiert und gelangt – ohne den Umweg über die Leber – direkt ins Blut und an seine Zielorgane, sodass es auch bei niedriger Dosierung sehr wirksam ist.

Tabletten und Kapseln

In diesem Fall wird das Progesteron eingenommen und über den Verdauungstrakt resorbiert. Um dieselbe Wirkung wie bei der transdermalen oder der sublingualen Verabreichung zu erzielen, ist eine höhere Dosierung erforderlich, denn das Progesteron muss die Leber passieren, wo es teilweise abgebaut wird, bevor es seine Zielorgane erreicht.

Diese Darreichungsform ist oft dann am effizientesten, wenn eine hohe Dosierung erforderlich ist. Die auf diese Weise verabreichte Progesteronmenge kann zwischen 25 und 400 Milligramm oder mehr betragen.

In Deutschland sind derzeit keine Progesteron-Tabletten oder -Kapseln zugelassen.

Zäpfchen

Zäpfchen zur rektalen oder vaginalen Anwendung sind in Deutschland nicht, in Großbritannien aber seit Jahren zugelassen und werden dort unter dem Handelsnamen *Cyclogest* vertrieben. Der Progesterongehalt liegt bei 200 oder 400 Milligramm pro Zäpfchen. Die Zäpfchen werden von ÄrztInnen oft bei PMS verordnet, außerdem bei einigen Verfahren zur künstlichen Befruchtung nach der Übertragung des Embryos.

Problematisch an dieser Verabreichungsform ist die recht hohe Dosis, die zu Nebenwirkungen führen kann.

Vaginalgel

Ein Vaginalgel mit 4 Prozent bzw. 8 Prozent Progesteron ist in Deutschland ebenfalls zugelassen und auf Rezept erhältlich. Es wird unter der Bezeichnung *Crinone* vertrieben und kann bei einer traditionellen Hormonersatztherapie zum Ausgleich von Östrogen eingesetzt werden.

Ampullen

25-Milligramm-Ampullen mit Progesteron sind in Deutschland auf Rezept erhältlich (Handelsname: *Progesteron*).

Injektionen

Das Hauptproblem bei dieser Verabreichungsform besteht darin, dass die letztendlich absorbierte Menge nicht kalkulierbar zu sein scheint.

Dosierung und Verabreichungsrhythmus

Oft ist nicht klar, in welcher Dosierung, in welcher Form und zu welchem Zeitpunkt das natürliche Progesteron verwendet werden sollte.

Bei einem normalen Menstruationszyklus sind in der ersten Zyklushälfte sehr kleine Mengen Progesteron vorhanden; unmittelbar nach dem Eisprung steigt der Spiegel rasch stark an und bleibt dann 14 Tage lang ziemlich hoch. Wenn das Ei nicht befruchtet wurde, fällt der Progesteronspiegel etwa um den 14. Tag nach dem Eisprung plötzlich ab, und es kommt zur Menstruation. Wenn das Ei befruchtet wurde und eine Schwangerschaft eintritt, bleibt der Progesteronspiegel hoch. Der Östrogenspiegel bleibt den ganzen Zyklus über eher hoch.

Hormontests

Wenn Sie wissen wollen, wie hoch Ihre Hormonspiegel sind, können Sie dies durch Blutuntersuchungen oder Speicheltests herausfinden. Die beste Zeitspanne für eine Blutuntersuchung liegt zwischen dem siebten und zehnten Tag vor dem erwarteten Einsetzen der Menstruation. Der Progesteronspiegel müsste dann hoch sein, was bestätigen würde, dass ein Eisprung stattgefunden hat. Wenn Sie den Verdacht haben, dass Ihr Progesteronspiegel früher fällt, als er sollte, können Sie den Test fünf oder sechs Tage später wiederholen.

Auch anhand von Speicheltests lässt sich die Höhe der Hormonspiegel bestimmen; Dr. John Lee vertritt sogar die These, dass diese Methode den Progesteronspiegel am zuverlässigsten zeigt. Wenn Sie nur einen einzigen Test machen wollen, sind die gleichen Tage wie für die Blutuntersuchung empfehlenswert. Weil Speicheltests einfach durchführbar sind, bietet es sich allerdings an, den ganzen Monat über immer wieder Tests zu machen; so haben Sie einen besseren Überblick über das, was während Ihres Zyklus geschieht.

Derzeit werden solche Tests in den USA von Aeron Life Cycles angeboten; die Firma bekommt Proben aus der ganzen Welt zugeschickt. Um diese Tests dort durchführen zu lassen, brauchen Sie keine ärztliche Überweisung. (Nähere Angaben im Kapitel »Nützliche Adressen«.) Das Labor schickt Ihnen die Ergebnisse zurück und spricht gegebenenfalls Empfehlungen zur Verwendung von natürlichem Progesteron aus.

Allerdings ist fraglich, ob Sie Ihre Hormonspiegel überhaupt bestimmen lassen müssen. Denn ein Hormontest kann Ihnen immer nur sagen, wie Ihr Hormonspiegel an dem Tag aussieht, an dem Sie den Test machen. Es kann durchaus sein, dass Sie für den einen Monat ein Ergebnis bekommen, das besagt, dass Sie in den Wechseljahren sind; im nächsten Monat zeigen die Hormonspiegel dann, dass Sie noch einen Eisprung haben. Deshalb sollten Sie die Ergebnisse unbedingt im Hinblick auf Ihre Symptome interpretieren und sich nicht nur nach der absoluten Höhe der Hormonspiegel richten. Viele Frauen kommen zu einer genauso zutreffenden – und wesentlich kostengünstigeren – Einschätzung, wenn sie statt einer Reihe von Tests die Liste mit den Östrogendominanz-Symptomen auswerten. Blutuntersuchungen kann Ihr Arzt veranlassen (sie sind in der Regel kostenlos); Speicheltests dagegen müssen Sie normalerweise selbst bezahlen.

Dosierung

Den meisten Frauen helfen bei hormonell bedingten Symptomen am ehesten über die Haut absorbierte (so genannte »transdermale« Cremes), weil ihre Dosierung physiologisch dem entspricht, was auch die Eierstöcke produzieren würden. Die meisten Cremes werden mit Dosierungsanleitung verkauft; die folgenden Angaben sind als grobe Richtlinie für Frauen gedacht, die eine Standard-Progesteron-Creme verwenden (eine 1,6-prozentige Creme mit rund 850 Milligramm Progesteron in einem 60-Gramm-Behältnis, zum Beispiel *Pro-Gest*; dieses Produkt ist allerdings in Deutschland bislang nicht auf dem Markt). Zur Besserung von Östrogendominanz-Symptomen wäre es vernünftig, zuerst eine Progesteron-Creme ohne Begleitstoffe zu verwenden, damit die Wirkung des Progesterons nicht verzerrt wird. Die Dosierung einer Creme, die Hilfsstoffe enthält oder eine Progesteron-Konzentration von über 1,6 Prozent hat, muss entsprechend angepasst werden; folgen Sie in diesem Fall den Anweisungen auf dem Beipackzettel und besprechen Sie die Dosis mit dem verordnenden Arzt.

Die folgenden Dosierungsschemata sind nur als Anhaltspunkte gedacht.

Frauen, die noch eine Menstruation haben

Normalerweise ist es am besten, die Zufuhr von natürlichem Progesteron auf die zweite Zyklushälfte zu beschränken. So ist es am unwahrscheinlichsten, dass Sie dem Eisprung ins Gehege kommen. Die normale Dosis liegt bei 15–20 Milligramm zwei Mal täglich. Im Allgemeinen ist auf dem Beipackzettel angegeben, wie viel Creme Sie auftragen müssen, um diese Menge zu erreichen.

Frauen, die keine Menstruation mehr haben

In diesem Fall wird das natürliche Progesteron meist gegen die Symptome einer Östrogendominanz eingesetzt. Am besten wird es etwa 25 Tage pro Kalendermonat zugeführt. Viele Frauen machen die erste Woche im Monat zu ihrer »progesteronfreien« Zeit, weil sie sich daran am leichtesten erinnern können. Diese monatliche Progesteron-Pause soll der Gebärmutter die Möglichkeit geben zu bluten, wenn sich eine Schleimhaut aufgebaut hat, und verhindern, dass die Rezeptoren für das Progesteron unempfänglich werden.

Die Dosis sollte etwa 15 Milligramm zwei Mal täglich betragen.

Frauen mit unregelmäßiger Menstruation

In diesem Fall ist es oft schwierig, feste zeitliche Vorgaben zu machen. Grundsätzlich sollte das Ziel darin bestehen, an drei von vier Wochen die Creme zu verwenden. Die progesteronfreie Woche sollte die sein, in der Sie Ihre Periode haben oder erwarten. Verwirrung entsteht, wenn Sie die Creme drei Wochen lang verwendet haben, in der Pausen-Woche jedoch keine Blutung eintritt. Wenn Sie dann wieder anfangen, die Creme zu verwenden, kommt es nach wenigen Tagen zu einer Blutung. Was sollen Sie nun tun? Setzen Sie die Creme wieder fünf Tage lang ab und wenden Sie sie dann erneut drei Wochen lang an. Wenn es immer wieder zu Blutungen kommt, sodass Sie die Creme nie länger als ein paar Tage anwenden können, sollten Sie eine der beiden folgenden Methoden ausprobieren:

1. Lassen Sie die Creme drei oder vier Wochen lang weg und fangen Sie dann wieder von vorne an, oder:
2. Verwenden Sie die Creme drei Wochen lang und lassen Sie sie dann eine Woche lang weg, egal ob eine Blutung eintritt. Wenn die Blutung sich eingependelt hat, sollten Sie versuchen, die Anwendung der Creme dem Ablauf Ihres Zyklus anzupassen.

Egal für welche Methode Sie und Ihr Arzt sich entscheiden – die Dosierung sollte bei 15–20 Milligramm zwei Mal täglich liegen, es sei denn, die Blutung wird unkontrollierbar. In diesem Fall kann es sein, dass Sie eine Zeit lang eine höhere Dosis benötigen. Wenn es weiter zu unregelmäßigen Blutungen kommt oder eine Blutung eintritt, nachdem Ihre Menstruation bereits eine Zeit lang ausgeblieben ist, sollten Sie immer einen Arzt konsultieren, um sicherzugehen, dass die Blutungen nicht durch ein gravierenderes Problem als eine Hormonstörung ausgelöst wurden.

Es ist immer empfehlenswert, die Hilfe eines Arztes in Anspruch zu nehmen, wenn Sie Schwierigkeiten haben, den Verabreichungsrhythmus oder die Dosis festzulegen.

Anwendung und Darreichungsformen: Fragen und Antworten

In der Gebrauchsanleitung zu meiner Creme steht, dass ich die Stellen, auf die ich sie auftrage, turnusmäßig wechseln soll. Was bedeutet das genau?

Es bedeutet, dass Sie die Creme nicht jeden Tag auf dieselbe Stelle geben sollten. Die meisten Frauen experimentieren so lange, bis sie »ihre« Stellen gefunden haben; am ehesten geeignet sind die Stellen, an denen die Haut am dünnsten ist, weil dort die Creme am leichtesten absorbiert wird.

Tragen Sie die Creme jeden Tag an einer anderen Stelle auf. Sie könnten zum Beispiel am ersten Tag mit dem Gesicht anfangen und an den anderen Tagen zum Nacken, zum Dekolleté, zu den Handflächen, den Unterarmen, den Oberarmen, dem Bauch und den Innenseiten der Schenkel übergehen. Das sind schon sieben verschiedene Stellen, und da die Woche sieben Tage hat, können Sie in der zweiten Woche wieder von vorn anfangen. Die Absorption wird unterstützt, wenn Sie die Dosis aufteilen, das heißt, die eine Hälfte morgens und die andere Hälfte abends nehmen, es sei denn, Sie haben andere Anweisungen erhalten.

Ich reibe die Creme in die Haut ein, aber sie scheint nicht richtig einzudringen. Mache ich etwas falsch?

Reiben Sie nicht zu fest. Das ist nicht nötig. Tragen Sie die Creme nur sanft mit den Fingerspitzen auf. Wenn Sie zu fest reiben, fängt die Creme an zu schäumen, und das kann die Absorption erschweren.

Ist es ein Unterschied, ob ich natürliches Progesteron als Creme, als Pessar oder als Vaginalgel verwende?

Sowohl die transdermalen Cremes als auch Pessare und Vaginalgels enthalten Progesteron. Dieses Progesteron ist identisch mit dem Progesteron, das vom Körper hergestellt wird. Ein großer Unterschied besteht jedoch in der Progesteronmenge, die in den Cremes einerseits und in den Pessaren und Gels andererseits enthalten ist. Auch wenn die Cremes unterschiedlich stark sind, ist die Dosis im Allgemeinen so berechnet, dass die tägliche Creme-Menge etwa 20 Milligramm Progesteron enthält. Die Pessare enthalten entweder 200 Milligramm oder 400 Milligramm pro Dosis, die Vaginalgels 22,5 oder 45 Milligramm pro Dosis.

Ein weiterer Unterschied besteht darin, dass über die Haut verabreichtes Progesteron zunächst ins Fettgewebe eindringt, von wo aus es langsam ins Blut abgegeben wird. Das Progesteron in Pessaren oder Vaginalgels wird schnell freigesetzt und gelangt über die Schleimhaut ins Blut.

Die hohe Progesteron-Dosis in Pessaren und Vaginalgels ist angemessen, wenn Sie hoch dosiertes Östrogen zuführen und das Progesteron brauchen, um die Gebärmutterschleimhaut vor Krebs zu schützen. Die hohe Dosis ist auch sinnvoll bei starkem PMS und einer postnatalen Depression. Zur Behandlung von Wechseljahrssymptomen und Osteoporose scheinen die hohen Dosen jedoch nicht so gut geeignet zu sein.

Sind alle Cremes mit natürlichem Progesteron gleich?
Nein. Damit das in der Creme enthaltene natürliche Progesteron von der Haut absorbiert werden kann, muss es in mikronisierter Form vorliegen. Wenn das nicht der Fall ist, ist die Absorption sehr schwierig – das ist das Problem bei manchen selbst gemachten Cremes. Außerdem kann die Menge des natürlichen Progesterons in der Creme variieren. Oft ist sie auf dem Etikett nicht in absoluten Zahlen angegeben; dann sollten Sie über den Hersteller herausfinden, wie viel in dem Tiegel oder der Tube ist, die Sie gekauft haben.

Die Menge, die Sie jeden Tag verwenden, lässt sich berechnen, wenn Sie die Stärke der Creme kennen. Die Tagesdosis sollte etwa 15–20 Milligramm betragen, um im Rahmen normaler physiologischer Werte zu liegen.

Informieren Sie sich auch, was sonst noch in der Creme enthalten ist. Es sind verschiedene Cremes im Handel, die als Progesteron-Cremes bezeichnet werden, aber auch andere Substanzen beinhalten. Oft sind das Phyto-Östrogene. Einige Cremes enthalten Progesteron und Östrogene. Es ist besser, anfangs nur Progesteron zu verwenden, vor allem wenn Sie die Symptome einer Östrogendominanz bekämpfen wollen. Wenn Sie meinen, dass Sie Östrogene oder Phyto-Östrogene brauchen, ist es im Allgemeinen besser, sie einzeln zu nehmen, damit Sie das Progesteron und die Östrogene jeweils separat so dosieren können, dass das Verhältnis richtig für Sie ist.

In welcher Menge ist natürliches Progesteron toxisch, und welche Nebenwirkungen hat es?

Toxische Wirkungen dieses natürlichen Hormons sind nicht bekannt. Die höchste bekannte Dosis lag bei 1600 Milligramm natürlichem Progesteron täglich; eine Frau nahm sie in Form von Zäpfchen zehn Jahre lang, auch in der Schwangerschaft. Der Handelsname für diese Zäpfchen ist Cyclogest; sie werden oft in Dosierungen von 400 bis 800 Milligramm pro Tag verabreicht. Die Herstellerfirma *Shire Pharmaceuticals* behauptet, dass nur drei Fälle von möglichen Nebenwirkungen bekannt wurden, die jedoch aufhörten, sobald Cyclogest abgesetzt wurde.

Wenn Sie natürliches Progesteron in Form einer Creme

verwenden, müssten Sie eine halbe Tube täglich auftragen, um so viel Progesteron zu bekommen, wie der Körper in der Schwangerschaft produziert. Die einzige Nebenwirkung, die von Benutzerinnen der verschiedenen handelsüblichen Cremes berichtet wurde, war eine leichte Hautreizung. In allen bekannt gewordenen Fällen hat sich erwiesen, dass dies an einer allergischen Reaktion auf einen anderen Inhaltsstoff der Creme lag, nicht am Progesteron.

Kann man natürliches Progesteron überdosieren?

Es ist schwierig, natürliches Progesteron überzudosieren, aber es kann passieren, vor allem wenn Sie es einnehmen oder Zäpfchen oder Vaginalgels verwenden. Bei ihnen ist die Dosis höher als bei der Creme, und ein Dauergebrauch kann zu einer hohen Progesteronaufnahme führen. Wenn Sie Progesteron zur Linderung bestimmter Symptome verwenden, sollte die tägliche Dosis möglichst genau der Menge entsprechen, die ein normal funktionierender Körper täglich produziert. Eine Überdosierung durch andere Verabreichungsformen kann zu Müdigkeit und Sehstörungen führen. Die Symptome vergehen, sobald Sie das Progesteron absetzen.

Seit ich mit der Hormonersatztherapie aufgehört habe, habe ich das Gefühl, kein zusätzliches Östrogen mehr zu brauchen. Kann ich nur Progesteron nehmen?

Ja, Progesteron kann für sich allein, das heißt ohne Östrogen verwendet werden. Wenn Progesteron verordnet wird, soll es im Allgemeinen die Folgen einer Östrogendominanz im Körper ausgleichen.

Wie lange kann ich natürliches Progesteron maximal verwenden?

Es gibt keine zeitliche Begrenzung für die Verwendung von natürlichem Progesteron, falls Sie es in einer physiologischen Dosis (20–40 Milligramm pro Tag) und zur richtigen Zeit benutzen. Das heißt an den richtigen Tagen Ihres Menstruationszyklus, wenn Sie noch einen Zyklus haben; wenn Sie sich in den Wechseljahren befinden, sollten Sie das Progesteron jeden Monat für ein paar Tage absetzen. Den für Sie geeigneten Verabreichungsrhythmus empfiehlt Ihnen Ihr Arzt.

Denken Sie aber auch daran, dass Sie das Progesteron – wie überhaupt jedes Medikament – nicht mehr verwenden sollten, wenn Sie es nicht mehr brauchen. Wenn Sie das natürliche Progesteron etwa ein Jahr lang angewandt haben und Ihre Symptome verschwunden sind, sollten Sie es absetzen, um herauszufinden, ob Sie es noch brauchen oder nicht.

Die einzige Krankheit, bei der es ratsam ist, natürliches Progesteron langfristig zu verwenden, ist Osteoporose, denn Progesteron baut neue Knochensubstanz auf, egal wie alt Sie sind (siehe auch Kapitel 6).

Wie lange dauert es, bis natürliches Progesteron seine Wirkung zeigt?

Das kommt auf den Grund an, aus dem Sie es verwenden. Wenn es sich zum Beispiel um Osteoporose handelt, können Sie frühestens nach sechs Monaten sichtbare Ergebnisse erwarten. Wenn Sie es bei PMS oder anderen Symptomen einer Östrogendominanz verwenden, kann es ein, dass Sie bereits nach zwei oder drei Wochen ein Ergebnis erzielen, es kann aber auch zwei Monate dauern. Jeder Mensch reagiert anders auf eine Behandlung.

Wichtig ist auch die Erkenntnis, dass natürliches Progesteron kein Allheilmittel für alle möglichen Symptome ist, die mit dem Hormongleichgewicht von Frauen zu tun zu haben scheinen.

Kann man zu viel Progesteron-Creme verwenden?

Sie müssten mindestens eine halbe Tube Creme täglich benutzen, um Ihrem Körper so viel Progesteron zuzuführen, wie er in der Schwangerschaft täglich produziert. Da auf der Gebrauchsanleitung steht, dass eine Tube ein bis zwei Monate reichen soll, wäre es sehr schwer, zu viel zu nehmen; aber auch wenn Sie es täten, hätte das keine unangenehmen Folgen, sondern wäre eher eine Verschwendung von Creme.

Nach zweimonatiger Verwendung haben meine Symptome sich nicht gebessert.

Wir müssen uns klarmachen, dass natürliches Progesteron kein Wundermittel ist und nicht alle gesundheitlichen Probleme heilt, die Frauen haben können. Es ist durchaus möglich, dass die Symptome, über die Sie klagen, nicht auf einen Progesteronmangel bzw. eine Östrogendominanz zurückzuführen sind. Es kann sein, dass Sie zwar natürliches Progesteron brauchen, es aber nicht in der für Ihre Symptome geeigneten Form verwenden. Es gibt keine festen Regeln darüber, wie lange es dauert, bis jemand auf welche Behandlung auch immer anspricht, und natürliches Progesteron bildet da keine Ausnahme. Hormone sind ziemlich wirkungsvolle Substanzen und sollten immer unter Anleitung eines Arztes verwendet werden, der sich nicht nur mit den hormonellen Problemen, sondern auch mit der Verwendung von natürlichem Progesteron für eine korrekte Behandlung auskennt.

Ich habe in einem Artikel gelesen, dass Hormone Krebs verursachen, und mache mir Sorgen wegen der Risiken.

Hormone an sich verursachen keinen Krebs. Sie werden von den endokrinen Drüsen im Körper produziert und erfüllen wichtige Funktionen. Wenn das Gleichgewicht dieser Hormone durch irgendetwas gestört wird, kann ein Überschuss an dem einen Hormon oder ein Mangel an einem anderen Krebs auslösen, der sich in bestimmten Organen entwickelt.

Synthetische, von Pharmafirmen produzierte Hormone haben eine andere chemische Struktur als natürliche Hormone, auch wenn die Wirkung teilweise gleich ist. Diese synthetischen Hormone können Krebs verursachen.

Ein Überschuss an Östrogen als Ergebnis eines Ungleichgewichts im Körper oder der Östrogenzufuhr im Rahmen einer Hormonersatztherapie kann Gebärmutter- und Brustkrebs auslösen. Denn Östrogen veranlasst die Zellrezeptoren im Brust- und Endometriumgewebe dazu, die Zellteilung anzuregen, und wenn Zellen sich zu stark vermehren, führt das zu Krebs.

Obwohl alle zu diesem Thema veröffentlichen Studien zeigen, dass es einen Zusammenhang zwischen Brustkrebs und Östrogen gibt, ist noch umstritten, wie groß dieses Risiko tatsächlich ist und wie lange eine Frau Östrogen nehmen oder eine Östrogendominanz haben muss, bis Krebs entsteht. Dieses Risiko lässt sich enorm reduzieren, wenn die Östrogendominanz durch natürliches Progesteron korrigiert wird. (Siehe auch Kapitel 5.)

Sie sagen, dass Progesteron den Abbau alter Zellen und ihre Ersetzung durch neue, junge Zellen fördert. Bleibe ich also durch die Zufuhr von natürlichem Progesteron jung?

Soweit wir wissen, gibt es nichts, das Ihnen Ihre Jugend erhält, und natürliches Progesteron bildet da keine Ausnahme. Theoretisch müsste die Zufuhr von natürlichem Progesteron hilfreich sein, denn es beeinflusst den Zellstoffwechsel und sorgt dafür, dass alte Zellen durch junge Zellen ersetzt werden. Dadurch müsste die Haut besser und eventuell auch jünger aussehen. Obwohl es also keinen Beweis dafür gibt, dass Sie durch natürliches Progesteron jung bleiben, sollte nicht vergessen werden, dass Progesteron-Cremes in den USA zunächst als Kosmetik-Cremes verkauft wurden, weil sie offenbar den Teint günstig beeinflussen. Viele Frauen, die Cremes mit natürlichem Progesteron verwenden, erwähnen diesen Vorteil, aber über die Wirkung der Creme auf andere Gewebe wurde nichts berichtet.

Ich verwende seit drei Jahren Zäpfchen mit 200 Milligramm natürlichem Progesteron und habe Angst, zu viel zu nehmen. Meine Ärztin will keine Creme verschreiben. Was soll ich machen?

Sie könnten die Zäpfchen in zwei Hälften oder vier Viertel teilen, diese geringere Menge nehmen und beobachten, was passiert. Oder nehmen Sie nur jeden zweiten Tag ein Zäpfchen. Es ist sicher nicht empfehlenswert, allzu lange bei dieser hohen Dosis und bei dieser Progesteron-Form zu bleiben, denn die Dauerverwendung von hoch dosierten Zäpfchen kann zu Nebenwirkungen führen.

Mein Arzt hat mir vor zehn Jahren Pessare verschrieben, und ich verwende sie immer noch. Ich habe Angst, dass sie langfristig meiner Gesundheit schaden könnten.

Das ist wirklich ungewöhnlich, und Sie müssen sich sehr genau beobachten und auf Nebenwirkungen oder Veränderungen Ihrer Gesundheit achten. Hohe Dosen werden im Allgemeinen bei kurzfristigen, kritischen Beschwerden verabreicht, zum Beispiel starkem PMS, und sind nicht als lebenslange Behandlung gedacht.

Das Problem bei diesen hohen Dosierungen ist, dass Ihr Körper nicht zur Produktion von Progesteron angeregt, sondern sozusagen überrannt wird. Ihre eigenen Hormone haben es dann schwerer, im Gleichgewicht zu sein. Vielleicht sollten Sie mit Ihrem Arzt besprechen, ob Sie nicht zu einer anderen Progesteron-Form wechseln können, wenn Sie diese Zufuhr von außen überhaupt noch brauchen.

Ich bekomme kein Rezept für eine Progesteron-Creme, höchstens für Crinone. Kann ich es genauso auf die Haut auftragen?

Crinone ist ein Vaginalgel und nicht zur Anwendung auf der Haut gedacht. Es ist nicht bekannt, wie viel Sie über die Haut absorbieren würden, und wir empfehlen nicht, es auszuprobieren.

Ist Crinone ein natürliches Progesteron?

Es ist eine natürliche Form von Progesteron, aber etwas höher dosiert als die Progesteron-Cremes; mit einer Dosis bekommen Sie 22,5 oder 45 Milligramm. Auf Grund der Art der Anwendung ist es schwieriger, die Dosis zu ändern; im Allgemeinen wird eine Anwendung jeden zweiten Tag verordnet, sodass die Menge, die Sie aufnehmen, geringer wird.

Welche Studien sind mit Progesteron durchgeführt worden?

Mit Progesteron sind sehr viele Studien durchgeführt worden. Einzelheiten dazu sind über den *Natural Progestorone Information Service* (siehe Kapitel »Nützliche Adressen«) erhältlich. Auch die Verwendung von Progesteron-Creme wurde weltweit untersucht. Viele Vorteile von Progesteron sind auch durch die Berichte von Ärzten bekannt, die es in den letzten 20 bis 25 Jahren verordnet haben. Interessanterweise werden in diesem Zeitraum keine negativen Folgen berichtet, wenn Progesteron in physiologischer Dosierung verwendet wird. Einige Cremes haben bei manchen Frauen zu Hautreaktionen geführt, aber es hat sich herausgestellt, dass das durch einen anderen Inhaltsstoff der Cremes verursacht wurde, nicht durch das Progesteron selbst.

Welche Tests zur Messung von Östrogen und Progesteron gibt es, und wie aussagekräftig sind sie?

Frauen erzeugen in ihrem Körper verschiedene Östrogene, von denen die wichtigsten Östradiol, Östron und

Östriol sind und nur ein einziges Progesteron. Die Hormone können im Blut und im Speichel gemessen werden, und zwar täglich während des gesamten Zyklus oder an bestimmten Tagen des Zyklus. Eine ausführlichere Beschreibung der Hormontests finden Sie auf S. 34.

Ob die Messungen aussagekräftig sind, ist schwieriger zu beantworten. Das Ergebnis einer Blutuntersuchung kann Ihr Arzt Ihnen erläutern, aber das Ergebnis der Speicheltests sollten Sie unbedingt mit einem Arzt besprechen, der sich mit der Anwendung und Interpretation dieser speziellen Tests auskennt. Das Labor schickt Ihnen die Ergebnisse und vergleicht sie mit so genannten Normwerten, aber es kennt natürlich nicht Ihre Symptome, und deshalb kann die mitgelieferte Interpretation zumindest teilweise falsch sein.

Was die Östrogene betrifft, möchten wir daran erinnern, dass bei den üblichen Blutuntersuchungen nur Östradiol gemessen wird und dass in oder nach den Wechseljahren der Östronspiegel steigt, während der Östradiolspiegel zurückgeht. Wenn nicht auch das Östron gemessen wird, wird möglicherweise ein anomal niedriger Östrogenspiegel diagnostiziert, obwohl das in Wirklichkeit nicht der Fall ist.

Warum sagen manche Leute, der Progesteronspiegel sollte im Blut gemessen werden, und andere, er sollte im Speichel gemessen werden? Wer hat Recht?

Beide. Progesteron ist im Speichel und im Blut enthalten. Es kommt darauf an, für was Sie sich entscheiden und welche Methode verfügbar ist. Beide sind sinnvoll.

Meine Ärztin sagt, meine Hormontests würden zeigen, dass ich in den Wechseljahren bin. Bedeutet das, dass ich zu wenig Östrogen oder Progesteron habe?

Wenn es um die Diagnose der Wechseljahre geht, messen Allgemein- oder FrauenärztInnen normalerweise nicht die Östrogene und das Progesteron, sondern FSH (follikelstimulierendes Hormon) und LH (luteinisierendes Hormon). Diese Hormone werden von der Hirnanhangsdrüse produziert und beeinflussen die Eierstöcke. Wenn die FSH- und der LH-Spiegel hoch sind, wird angenommen, dass Ihre Eierstöcke ihre Arbeit eingestellt haben und Sie in den Wechseljahren sind. Das trifft aber nicht immer zu, und deshalb ist es äußerst wichtig, den Progesteronspiegel zu messen, denn er zeigt, ob Sie einen Eisprung haben oder nicht. Bitten Sie Ihre Ärztin, auf dieser Basis eine neue Untersuchung durchzuführen, um festzustellen, wie hoch Ihre Östrogen- und Ihr Progesteronspiegel de facto sind, und herauszufinden, ob Sie sich wirklich in den Wechseljahren befinden.

Mir ist gesagt worden, dass das natürliche Progesteron in den Cremes sich in der Haut und im Fettgewebe ansammelt und nicht in den Körper gelangt.

Wenn das Progesteron in mikronisierter Form vorliegt – was in den Cremes der Fall ist –, gelangt es durch die Haut ins Fettgewebe, wird absorbiert, von der fetthaltigen Umhüllung der roten Blutkörperchen aufgenommen und zu den Progesteronrezeptoren transportiert, die in vielen Körpergeweben vorhanden sind. Wenn das Progesteron diese Gewebe erreicht, setzt seine Wirkung ein.

Wenn der Progesteronspiegel im Blut und im Speichel

gemessen wird, nachdem eine Frau mikronisiertes natürliches Progesteron verwendet hat, wird ein erhöhter Spiegel festgestellt. Am deutlichsten steigt er im Speichel, weil das natürliche Progesteron in fettlöslicher Form transportiert wird und deshalb im Blutserum nicht ohne weiteres feststellbar ist.

Auf einer Gesundheitsmesse habe ich an einem Stand eine Progesteron-Creme gekauft. War das wirklich Progesteron?
Progesteron-Cremes sind in Deutschland nur auf ärztliches Rezept erhältlich. Nur Ärzte dürfen sie verordnen. Sie dürfen nicht frei über den Ladentisch verkauft werden.

Die Angabe der Inhaltsstoffe auf dem Tiegel oder der Tube sagt Ihnen, was darin enthalten ist. Wenn Progesteron eigens aufgeführt ist, enthält die Creme natürliches Progesteron und dürfte daher nur auf ärztliches Rezept erhältlich sein. Wenn Progesteron nicht als Inhaltsstoff aufgeführt ist, handelt es sich nicht um eine Creme mit natürlichem Progesteron. Einige Firmen stellen Cremes her, die wilde Yamswurzel oder Diosgenin enthalten, und ihr Informationsmaterial könnte darauf schließen lassen, dass die Cremes natürliches Progesteron enthalten, obwohl das nicht der Fall ist. Denken Sie auch daran, dass weder wilde Yamswurzeln noch ihr Wirkstoff Diosgenin im Körper in brauchbare Mengen Progesteron umgewandelt werden können.

Welcher Unterschied besteht zwischen wilder Yamswurzel und Pro-Gest?

Über den Unterschied zwischen Produkten aus Yamswurzeln und natürlichen Progesteron-Cremes, zum Beispiel Pro-Gest, herrscht viel Verwirrung. Sie sind völlig verschieden und haben deshalb eine ganz unterschiedliche Wirkung auf den Körper. Die mexikanische wilde Yamswurzel ist ein Rhizomgewächs und wird als Heilpflanze klassifiziert. Sie hat phyto-östrogene Eigenschaften und kann deshalb die Hormone ins Gleichgewicht bringen. Das bedeutet, dass sie die Östrogenrezeptoren beeinflusst, aber nicht so stark wie Östrogen. Sie hat außerdem eine leicht progestogene Wirkung und kann bei der Behandlung bestimmter Wechseljahrsbeschwerden und unregelmäßiger Blutungen hilfreich sein.

Wie viel Progesteron ist in wilden Yamswurzeln?

Die mexikanische wilde Yamswurzel enthält kein Progesteron und kann im Körper nicht in Progesteron umgewandelt werden. Die meisten Progesteron-Cremes enthalten natürliches Progesteron, das aus einer Substanz hergestellt wird, die auf natürliche Weise in wilden Yamswurzeln enthalten ist und als Diosgenin bezeichnet wird. Das Progesteron wird im Labor aus Diosgenin hergestellt, das aus den wilden Yamswurzeln extrahiert wurde, aber der menschliche Körper kann diesen Vorgang nicht kopieren und Diosgenin nicht selbst in natürliches Progesteron umwandeln. Das ist nur im Labor möglich.

Warum wird das Progesteron als »natürlich« bezeichnet, wenn es im Labor hergestellt wird?

Die chemische Struktur des im Labor hergestellten Progesterons ist identisch mit dem vom Körper produzierten Progesteron. Deshalb wurde es von Dr. John Lee in seinen Arbeiten zur Verwendung von natürlichem Progesteron als »natürlich« bezeichnet. Er wollte das nie so verstanden wissen, dass es nicht bearbeitet ist, und bedauert die Verwirrung, die um die völlig berechtigte Verwendung des Begriffs entstanden ist.

Mir ist gesagt worden, dass natürliches Progesteron nicht einfach dadurch zu etwas Natürlichem wird, dass es die gleiche chemische Struktur wie im Körper hergestelltes Progesteron hat, und dass das auch nicht garantiert, dass es genauso wirkt. Zum Vergleich wurden Diamanten, Kohle und der in Bleistiften verwendete Graphit genannt, die zwar alle Kohlenstoff, aber trotzdem nicht dasselbe sind.

Ja, Diamanten, Graphit und Kohle sind Kohlenstoff, aber die Kohlenstoffatome in den Molekülen sind verschieden angeordnet. Die molekulare Struktur der Atome, das heißt die Art ihrer Anordnung, bestimmt, um was für eine Substanz es sich handelt und wie sie sich verhält. Die molekulare Struktur von im Körper hergestelltem Progesteron ist identisch mit der molekularen Struktur von im Labor hergestelltem natürlichem Progesteron. Infolgedessen sind sie gleich, und im Körper verhalten sie sich auch gleich.

Ich kann bei meiner Therapeutin Progesteron-Creme kaufen; warum brauche ich dann ein Rezept?

In Deutschland ist natürliches Progesteron nur auf Rezept erhältlich; wenn Sie also wirklich ein Progesteron-Produkt kaufen, handelt die Person, die es Ihnen verkauft, illegal. Wenn Sie in Deutschland eine Creme ohne Rezept kaufen, darf sie von Gesetzes wegen kein Progesteron enthalten. Cremes mit Progesteron dürfen nur auf Rezept verkauft werden. Die Verwirrung ist entstanden, weil es völlig legal ist, Produkte mit natürlichem Progesteron zum persönlichen Gebrauch im Ausland zu bestellen, und verschiedene Lieferanten bieten diese Möglichkeit an. Nicht legal ist es dagegen, Produkte mit natürlichem Progesteron zu bestellen und an Dritte weiter zu verkaufen.

Mein Arzt sagt, Forschungen hätten gezeigt, dass Progesteron wirkungslos sei. Hat er Recht?

Praktische Ärzte und viele Frauen, die natürliches Progesteron verwenden, werden Ihnen auf Grund ihrer persönlichen Erfahrung sagen, dass es wirksam ist. Außerdem gibt es umfangreiche Studien, die belegen, dass es bei bestimmten Beschwerden wirkt. Einige Studien sind zu negativen Ergebnissen gekommen, aber Nachforschungen haben ergeben, dass sie mit synthetischen Progestativa gearbeitet hatten, nicht mit natürlichem Progesteron.

Wir kennen keine glaubwürdige Studie, die zeigt, dass natürliches Progesteron wirkungslos sei. Trotzdem kann es sein, dass manche Frauen feststellen, dass es die Probleme, wegen denen sie es verwendet haben, nicht löst. Das liegt daran, dass kein Medikament bei jedem Menschen wirkt.

Am besten probieren Sie es selbst aus, denn bei einer physiologischen Dosierung gibt es keine Hinweise auf Nebenwirkungen.

Mein Arzt sagt, natürliches Progesteron sei keiner Arzneimittelprüfung unterzogen worden, und deshalb will er es mir nicht verschreiben.

Natürliches Progesteron ist in den USA und anderen Teilen der Welt seit über 20 Jahren ausgiebig verwendet worden. Außerdem sind fundierte Forschungen und zahlreiche Versuche durchgeführt worden. Einzelheiten zu diesen Studien und Kopien der Forschungsarbeiten sind beim *Natural Progesterone Information Service* erhältlich (Adresse auf S. 205).

Was wir über die Wirkung von Progesteron wissen, haben Ärzte im Laufe der Jahre auf Grund seiner Verwendung in der Praxis zusammengetragen. Es war ausgesprochen schwierig, Gelder für die sehr kostspieligen Versuche aufzutreiben, denn Progesteron ist eine natürliche Substanz und kann infolgedessen nicht patentiert werden; deshalb ist es für die üblichen Geldgeber nicht attraktiv, auch wenn diese Situation sich jetzt hoffentlich ändert.

Warum kann ich natürliches Progesteron nicht auf Krankenschein bekommen?

Es ist möglich, aber es liegt im Ermessen Ihres Arztes. Es kommt auf seine Einstellung dazu an. Es wäre einfacher, wenn es eine zugelassene Progesteron-Creme gäbe. In Großbritannien wird die Zulassung derzeit im Auftrag der *Natural Medicine Company* geprüft; diese hofft, in etwa einem Jahr eine zugelassene Creme auf den Markt bringen zu können.

Warum will mein Arzt nicht, dass ich natürliches Progesteron ausprobiere, wenn es so gut ist?

Das kann Ihnen am besten Ihr Arzt erklären. Bitten Sie ihn, Ihnen die Gründe für seine Entscheidung mitzuteilen. Denkbar sind viele. Es kann damit zu tun haben, dass eine Progesteron-Creme nicht auf Krankenschein erhältlich ist. Vielleicht weiß Ihr Arzt auch nicht viel über Progesteron und rät Ihnen deshalb von einer Anwendung ab. Es widerspräche nämlich dem Berufsethos von Ärzten, ein Medikament zu verschreiben, das sie nicht kennen, denn dann könnten sie Sie nicht so beraten und betreuen, wie es nötig wäre. Es kann auch sein, dass Ihr Arzt meint, es wäre für Ihre Beschwerden nicht geeignet. Fragen Sie ihn einfach; wenn fehlende Informationen der Grund sind, können Sie Ihrem Arzt vorschlagen, einige Grossisten oder Hersteller zu kontaktieren oder an den *Natural Progesterone Information Service* zu schreiben. Die Adresse finden Sie auf S. 205.

Kann ich meine eigene Progesteron-Creme herstellen, indem ich ein Progesteron-Zäpfchen in einer Basiscreme auflöse?

Die Hersteller von Cyclogest haben ganz deutlich gesagt, dass das nicht empfehlenswert ist, und zwar aus verschiedenen Gründen. Erstens ist diese Progesteron-Form zur innerlichen Anwendung gedacht und wird von der Haut nicht gut absorbiert, sodass Sie keinen Nutzen davon haben. Zweitens ist bei jeder Do-it-yourself-Creme die Dosis eine unbekannte Größe. Sie wissen nicht, wie viel Progesteron sie enthält, wie chemisch aktiv dieses Progesteron ist, wie stabil es ist oder ob es überhaupt irgendeine Wirkung hat. Außerdem hat alles, was Sie als Basiscreme verwenden, ebenfalls eine Wirkung, die von den Inhaltsstoffen abhängt, und auch deshalb können Sie sich nicht auf das Ergebnis verlassen.

Erfahren Ärzte, welche Ergebnisse die Versuche mit natürlichem Progesteron erzielt haben, sodass sie von einer Verordnung eher überzeugt sind?

Die Ergebnisse vieler Versuche mit natürlichem Progesteron sowie die Forschungsarbeiten über diese Versuche stehen jedem, der sie haben will, ohne Weiteres zur Verfügung. Ihr Arzt braucht nur den *Natural Progesterone Information Service* zu kontaktieren, oder Sie selbst machen das.

Aber auch wenn Ihr Arzt diese Information hat, ist er vielleicht nicht unbedingt überzeugt. Wenn ein Arzt sich von der Wirksamkeit von natürlichem Progesteron überzeugen möchte, findet er darüber jede Menge Forschungsmaterial, aber eigentlich benötigt er das gar nicht. Er braucht sich nur die Physiologie von Progesteron in Erinnerung zu rufen oder diese in einem Lehrbuch nachzuschlagen.

Kapitel 3

Die fruchtbaren Jahren

Einführung

Es sieht so aus, als sei es von der Natur beabsichtigt, dass Frauen nach der Pubertät den überwiegenden Teil ihres Lebens entweder schwanger sind oder stillen. Bis vor relativ kurzer Zeit war das tatsächlich die Situation bzw. das Schicksal der meisten Frauen. Heute ist es anders; viele Frauen haben überhaupt keine Kinder, und wenn, dann selten mehr als drei oder vier.

Durch diese veränderte Lebensplanung haben Frauen viel mehr Menstruationszyklen, als von der Natur vorgesehen. Interessant in diesem Zusammenhang ist, dass Frauen nicht früher aufhören zu menstruieren als vor etwa einer Generation. Auch einen Eisprung haben sie oft länger, das heißt, man kann nicht davon sprechen, dass Follikel und Eizellen knapp werden. Was aber fehlt, ist eine Eisprung-Pause. Das hat zur Folge, dass ein hoher Östrogenspiegel im Laufe des Lebens immer mehr und die Schutzwirkung von Progesteron immer weniger Raum einnehmen. Möglicherweise treten Probleme wie Osteoporose, PMS, Endometriose, das polyzystische Ovarialsyndrom und Brustkrebs deshalb so häufig auf.

Weil Frauen auf Grund der geringeren Anzahl an Schwangerschaften mehr Menstruationszyklen erleben, als von der Natur vorgesehen, durchlaufen nur wenige von ihnen die Menstruationsphase ohne Probleme. Oft vergehen diese schnell wieder, aber manchmal ist dies nicht der Fall.

Den Verlauf des weiblichen Hormon- und Menstruationszyklus haben wir bereits im ersten Kapitel erörtert; im Folgenden beschäftigen wir uns nun eingehender mit den Problemen, die in den fruchtbaren Jahren einer Frau auftreten können – der Zeit zwischen Pubertät und Wechseljahren.

Wenn Östrogen und Progesteron im Gleichgewicht sind, verläuft der monatliche Zyklus ohne große Probleme. Ein hormonelles Gleichgewicht ist bei den meisten Frauen heute jedoch eher die Ausnahme als die Regel, und zwar aus verschiedenen Gründen. Ein wichtiger Faktor in diesem Zusammenhang ist Stress, der durch Krankheiten, Verletzungen, Arbeitsdruck oder emotionale Veränderungen verursacht wird und immer dazu beiträgt, die hormonelle Balance durcheinander zu bringen.

Der Körper reguliert stressbedingte Störungen mit Hilfe des Hypothalamus. Das ist der Bereich im Gehirn, der nicht nur den gesamten Hormonhaushalt steuert, sondern auch bestimmt, wie der Körper Stress, Hunger, den Flüssigkeitshaushalt, die Temperaturregulierung und andere grundlegende Körperfunktionen handhabt. Wenn in einem dieser Kreisläufe eine Veränderung eintritt, hat das rasch

Auswirkungen auf andere Körperbereiche. Das erklärt, warum Faktoren wie die Lebensweise, Stress, die Ernährung, eine Gewichtszu- oder -abnahme, die Umweltverschmutzung und Medikamente unser Hormongleichgewicht beeinflussen und zu Problemen führen können.

Wenn diese Probleme mit dem Menstruationszyklus zusammenhängen, können sie in vielen Fällen durch die Zufuhr von natürlichem Progesteron gebessert werden.

Der Menstruationszyklus

Pubertät

In der Pubertät fängt das allmonatliche Auf und Ab der Hormone an. Anfangs ist dieser Zyklus wahrscheinlich nicht regelmäßig. Manche jungen Frauen haben monatelang keine Periode, obwohl sie eigentlich schon menstruieren. Das ist kein Grund zur Besorgnis, und bei den meisten pendelt sich schließlich ein monatlicher Zyklus ein. Regelmäßig bedeutet dabei aber nicht unbedingt »alle 28 Tage«. Ein 28-tägiger Menstruationszyklus ist der Durchschnitt; viele Frauen haben regelmäßige Zyklen von 24 oder 30 Tagen. Wir sind eben alle anders.

Es ist schwer zu sagen, in welchem Alter ein junges Mädchen seine erste Periode haben sollte. Manche haben sie schon mit 13 oder sogar schon mit 9 oder 10 Jahren, andere erst mit 19 oder 20. Oft spielt dabei die genetische Veranlagung eine Rolle, und wenn das Mädchen sich ansonsten wohl fühlt, ist das Alter an sich nicht so wichtig. Wenn bis zum Alter von 20 Jahren noch keine Menstruation eingetreten ist, empfiehlt sich eine Untersuchung, vor allem wenn auch keine sonstigen Anzeichen für eine sexuelle Reifung vorliegen. Möglicherweise besteht ein medizinisches Problem, das untersucht werden sollte.

Menstruationsprobleme

Sobald der monatliche Zyklus begonnen hat, sind insbesondere folgende Probleme möglich:
- schmerzhafte Menstruation
- starke Blutungen
- unregelmäßige Menstruation
- prämenstruelle Beschwerden
- ausbleibende Menstruation.

Alle genannten Probleme können damit zusammenhängen, dass das Gleichgewicht zwischen Östrogen- und Progesteronausschüttung in den verschiedenen Zyklusphasen nicht stimmt; hier hilft die Zufuhr von natürlichem Progesteron.

Die Störungen können das Ergebnis von Ernährungsumstellungen sein, zum Beispiel beim Versuch abzunehmen, oder von übertriebenem sportlichem Training. Das Hormongleichgewicht junger Frauen kann außerdem beeinträchtigt werden durch Stress, der durch persönliche oder familiäre Probleme oder eine Prüfungsvorbereitung ausgelöst wurde. Obwohl natürliches Progesteron in diesem Fall hilfreich sein kann, sollten Sie sich unbedingt zuerst mit der Stressursache beschäftigen.

Die Antibabypille

Junge Mädchen, deren Zyklus sich noch nicht richtig eingespielt hat, sollten die Einnahme der Antibabypille vermeiden. Sie wird zwar oft zur Regulierung der Periode verschrieben und sorgt auch tatsächlich dafür, dass es alle 28 Tage zu einer Blutung kommt; aber sie ist keine Lösung für dieses Problem. Wenn die Pille abgesetzt wird, kann es nämlich sehr schwierig sein, selbstständig einen regelmäßigen Zyklus herzustellen, da sich ein normales Hormongleichgewicht nie entwickeln konnte.

Menstruationsbeschwerden bei regelmäßigem Zyklus

Die Probleme können von leichtem Unbehagen bis zu schweren gynäkologischen Erkrankungen reichen, die eine medizinische Intervention erfordern. Zu den Beschwerden gehören PMS, starke Blutungen, Endometriose, Zyklen ohne Eisprung, Gebärmutterhals- oder Endometriumkrebs. Ursache ist meist, dass im Verhältnis zu Progesteron zu viel Östrogen vorhanden ist.

Dies wird als Östrogendominanz bezeichnet. Zu den Symptomen gehören:
- Wassereinlagerungen im Gewebe
- geschwollene, schmerzhafte Brüste
- Knötchen und Geschwulste in den Brüsten
- prämenstruelle Stimmungsschwankungen
- Depressivität
- mangelnde sexuelle Lust
- starke oder unregelmäßige Blutungen

- Myome
- Heißhunger auf Süßigkeiten
- Gewichtszunahme, Fetteinlagerungen an Hüften und Schenkeln
- erhöhtes Risiko für Brust-, Gebärmutterhals- und Endometriumkrebs.

Siehe auch die Listen auf S. 19–22.

Der Menstruationszyklus: Fragen und Antworten

Stimmt es, dass ich keinen Eisprung habe, wenn ich vor dem 12. Zyklustag natürliches Progesteron anwende?

Progesteron wird normalerweise nach dem Eisprung vom Eierstock gebildet. Es wird von dem Follikel produziert, der das Ei freigegeben hat. Der ansteigende Progesteronspiegel veranlasst die Hirnanhangsdrüse dazu, die Produktion des luteinisierenden Hormons zu drosseln; dieses Hormon regt die Follikel dazu an aufzubrechen und löst so den Eisprung aus. Der beim Eisprung wirksame Mechanismus scheint jedoch noch komplexer zu sein, und offenbar ist zur Unterdrückung des Eisprungs mehr erforderlich als ein hoher Progesteronspiegel. Es ist unwahrscheinlich, dass die Verwendung von Progesteron vor dem 12. Zyklustag einen Eisprung verhindert; auf keinen Fall können Sie sich darauf verlassen, dass die Verwendung von natürlichem Progesteron eine Empfängnis verhütet. Trotzdem sollten Sie, wenn Sie schwanger werden wollen, die Progesteron-Creme nur nach dem Eisprung anwenden.

Die fruchtbaren Jahre

Mein Arzt hat gegen meine starke Blutungen eine Spirale mit Progesteron empfohlen. Ist das sinnvoll?

Die Spirale bzw. das Intrauterinpessar, das Ihr Arzt Ihnen empfohlen hat, ist wahrscheinlich die Mirena-Spirale. Es ist ein häufiger Irrtum, aber diese Spirale enthält kein Progesteron. Sie enthält Levonorgestrel, ein Progestativum; dieses synthetische Hormon wirkt ähnlich auf die Gebärmutter wie Progesteron. Zur Regulierung von starken Blutungen kann die Spirale durchaus hilfreich sein, aber sie ist noch nicht besonders gut erforscht, denn es gibt sie erst seit ein paar Jahren, und die Langzeitfolgen sind nicht bekannt. Wir wissen jedoch, dass Progestative nur die Wirkung von Progesteron nachahmen und oft Nebenwirkungen haben, die sehr unangenehm sein können. Für die Mirena-Spirale werden folgende Nebenwirkungen genannt:

- Veränderter Menstruationszyklus
- Kopfschmerzen
- Bauchschmerzen
- Rückenschmerzen
- Hautunregelmäßigkeiten
- Empfindlichkeit der Brüste
- Vaginitis
- Stimmungsschwankungen
- Übelkeit
- Wassereinlagerungen im Gewebe
- Eierstockzysten
- entzündliche Erkrankungen im Beckenraum.

Welche dieser Nebenwirkungen im Einzelfall auftreten, lässt sich nicht vorhersagen. Es kann sein, dass Sie überhaupt keine haben oder nur leichte oder alle oben genannten. Wie bei jedem Medikament sollten Sie sich sehr genau überlegen, ob die möglichen Vorteile diese Nebenwirkungen wert sind. Bitten Sie Ihren Arzt, Sie erst eine Zeit lang natürliches Progesteron ausprobieren zu lassen, bevor Sie sich die Mirena-Spirale einsetzen lassen.

Als ich Hormonersatzpräparate genommen habe, hatte ich normale monatliche Blutungen, aber seit ich natürliches Progesteron verwende, haben sie vollkommen aufgehört. Ist das normal?

Manche Frauen machen die Erfahrung, dass eine Hormonersatztherapie eine Blutung auslöst, obwohl der Körper von sich aus keine Blutung mehr hätte. Wenn das der Fall ist, hört mit der Einnahme der Hormonersatzpräparate auch die künstlich ausgelöste Blutung auf. Auch andere Faktoren müssen berücksichtigt werden. Bitten Sie Ihren Arzt um eine Ultraschalluntersuchung Ihrer Gebärmutter, damit Sie wissen, ob die Gebärmutterschleimhaut sich aufbaut oder nicht. Wenn nicht, brauchen Sie sich keine Sorgen zu machen, denn eine Blutung ist nicht nötig. Aber wenn die Schleimhaut sich aufbaut, muss sie abgestoßen werden, und es kann sein, dass Sie mehr Progesteron nehmen müssen, damit eine monatliche Blutung eintritt.

Ich habe das Problem, dass meine Blutungen nicht aufhören. Meine Ärztin hat mir Norethisteron verschrieben, das die Blutung zum Stillstand gebracht hat, aber ich fühle mich damit sehr unwohl. Kann ich irgendetwas anderes unternehmen?

Ihre Beschwerden werden als dysfunktionale Gebärmutterblutung bezeichnet und durch eine Östrogendominanz verursacht. Theoretisch müssten Sie sie mit natürlichem Progesteron in den Griff bekommen, denn es trägt dazu bei, die überschüssigen Östrogene, die das Problem verursachen, ins Gleichgewicht zu bringen; wenn die Störung sich jedoch erst einmal festgesetzt hat, sind leider sehr rabiate Maßnahmen erforderlich, um die Blutung zu regulieren. Synthetische Hormone, zum Beispiel Norethisteron, sind manchmal zunächst die einzige Möglichkeit, um diese sehr starken Dauerblutungen zu stoppen.

Aber sobald die Blutung unter Kontrolle ist, können – und sollten – Sie zu natürlichem Progesteron wechseln. Da wahrscheinlich eine hohe Dosierung erforderlich ist, brauchen Sie die Hilfe eines Arztes, denn während der Verwendung müssen Sie medizinisch überwacht werden, und die Dosis muss einreguliert werden. Wenn die Blutung wieder außer Kontrolle gerät, kann es sein, dass Sie kurzzeitig noch einmal Norethisteron nehmen müssen, aber nach ein paar Monaten müsste es möglich sein, die Blutung nur mit natürlichem Progesteron in den Griff zu bekommen. Natürlich sollten Sie auch selbst dazu beitragen, dass kein Östrogenüberschuss mehr entsteht, und dann dürfte diese deprimierende Blutung nicht mehr auftreten.

Ich habe sehr starke und lange Blutungen, und mein Arzt hat mir eine Ausschabung nahe gelegt. Kann ich das vermeiden?
Wenn Ihre Blutungen stark sind und lange dauern, haben Sie eine Östrogendominanz, und die vorige Antwort kann auch Ihnen weiterhelfen. Der Zweck einer Ausscha-

bung (manchmal auch als »Kürettage« oder »Abrasio« bezeichnet) besteht darin, die dicke innere Auskleidung der Gebärmutter zu entfernen, die sich durch die Östrogene aufgebaut hat und nicht jeden Monat vollständig abgestoßen wurde. Sie wird jeden Monat dicker, und parallel dazu wird Ihre Blutung immer stärker und länger.

Natürliches Progesteron trägt dazu bei, dieses Blutungsproblem zu bessern, und wenn die Schleimhaut sich noch nicht zu stark aufgebaut hat, kann es sein, dass sich die Ausschabung vermeiden lässt. Fragen Sie Ihren Arzt, ob Sie ein paar Monate lang natürliches Progesteron ausprobieren können, um zu sehen, ob es Ihnen hilft. Es kann aber auch sein, dass die Schleimhaut schon zu dick ist; in diesem Fall sind Sie besser beraten, die Ausschabung vornehmen zu lassen und das natürliche Progesteron anschließend zu verwenden, damit es nicht wieder zu einer Östrogendominanz kommt.

Ich habe in der Mitte des Zyklus eine leichte Schmierblutung. Könnte natürliches Progesteron das verhindern?

Schmierblutungen in der Zyklusmitte sind kein gravierendes Problem und haben im Allgemeinen mit dem Eisprung zu tun. Sie scheinen nicht mit einer Östrogendominanz in Zusammenhang zu stehen, und wahrscheinlich würde natürliches Progesteron nichts daran ändern.

Ich habe den ganzen Monat über leichte Schmierblutungen. Ich kann keine Regelmäßigkeit erkennen, aber sie sind ziemlich häufig. Leide ich unter Progesteronmangel?

Schmierblutungen, die im Verlauf des Zyklus immer

wieder auftreten, nicht nur an den Tagen um den Eisprung herum, sind ein Symptom für eine Östrogendominanz. Probieren Sie ein paar Monate aus, ob natürliches Progesteron Ihnen hilft, aber wenn die Schmierblutungen anhalten, *müssen* Sie sich von Ihrem Arzt gründlicher untersuchen lassen. Die Blutungen können ein frühes Anzeichen für Eierstockprobleme, Endometriumkrebs oder Gebärmutterhalsanomalien sein, zum Beispiel eine Portioerosion oder Gebärmutterhalskrebs.

Könnte ich natürliches Progesteron verwenden, um vor meiner Hochzeit meine Menstruation zu verschieben?

Nein, das ist keine sinnvolle Lösung. Progesteron wird von Natur aus nach dem Eisprung vom Gelbkörper hergestellt. Das hat zur Folge, dass die Gebärmutterschleimhaut heranreift, damit sie auf eine Schwangerschaft vorbereitet ist. Wenn das Ei nicht befruchtet wurde, fällt der Progesteronspiegel drastisch ab, und es kommt zur Menstruation. Wenn das Ei befruchtet wurde, bleibt der Progesteronspiegel hoch und die Gebärmutterschleimhaut wird nicht abgestoßen. Daraus könnte man schließen, dass Progesteron die Menstruation verhindert und die Zufuhr von natürlichem Progesteron die Menstruation verschiebt.

Natürliches Progesteron scheint jedoch die Menstruation nicht zu verschieben, wenn es nicht zu einer Schwangerschaft gekommen ist. Möglicherweise muss der Progesteronspiegel sehr hoch sein, aber wahrscheinlich ist, dass andere hormonelle Veränderungen, zum Beispiel die Sekretion von Humanem Choriongonadotropin durch das befruchtete Ei, ebenfalls eine Rolle spielen. Deshalb sollten

Sie sich nicht auf Progesteron verlassen, um Ihre Periode zu verschieben.

Was genau sind Myome, und wie kann ich wissen, ob ich welche habe?

Myome werden durch überschüssiges Östrogen verursacht und sind gutartige Gebärmuttertumoren aus Muskel- und Fasergewebe. Sie können sehr klein sein – wie eine Erbse – oder auch sehr groß, eher wie eine Grapefruit, aber sie sind selten schmerzhaft. Myome werden im Allgemeinen durch eine Tastuntersuchung des Beckenraums und eine Ultraschalluntersuchung diagnostiziert. Sichtbare Symptome gibt es zunächst einmal nicht, aber oft kommt es zu sehr starken Blutungen und einem häufigen Harndrang. Lesen Sie auch die Antworten über Myome im Kapitel über die Wechseljahre. (Kapitel 4, ab S. 117.)

Wie wirksam kann natürliches Progesteron das Wachstum von Myomen stoppen oder sie schrumpfen lassen?

Myome sind ein Hinweis darauf, dass eine Östrogendominanz im Körper vorliegt. Wenn eine Frau in die Wechseljahre kommt, fällt der Östrogenspiegel, und deshalb bilden sich Myome in dieser Zeit oft auf natürliche Weise zurück. Wenn natürliches Progesteron bei Frauen mit Myomen zur Korrektur einer Östrogendominanz verwendet wird, kann es verhindern, dass die Myome größer werden. Aber es ist unwahrscheinlich, dass sie ganz verschwinden, es sei denn, sie sind klein. Manchmal gehen die starken Blutungen, die oft bei Myomen auftreten, zurück, und für viele Frauen ist das eine große Hilfe. Der Grund für die geringere Stärke der Blutung liegt möglicherweise darin, dass der Östrogenüberschuss im Körper nicht mehr so groß ist, und deshalb ist die Gebärmutterschleimhaut, die sich im Verlauf des Zyklus aufbaut, weniger dick.

Meine Mutter und meine Schwestern haben Myome. Ich habe bis jetzt keine. Kann die Einnahme von natürlichem Progesteron verhindern, dass ich welche bekomme?

Myome gehören zu den häufigsten Problemen bei Frauen in den Wechseljahren, aber es ist nicht erwiesen, dass die Verwendung von natürlichem Progesteron prophylaktisch wirkt. Da das Problem jedoch mit einer Östrogendominanz zusammenhängt, wäre es sinnvoll, auf entsprechende Symptome zu achten und gegebenenfalls natürliches Progesteron zu verwenden.

Mir wird eine Hysterektomie empfohlen, weil ich sehr große Myome habe, die starke Blutungen verursachen. Ich habe Hormonersatzpräparate bekommen, um auszuprobieren, ob ich die Blutungen damit unter Kontrolle halten kann, aber könnte mir auch natürliches Progesteron helfen?

Es ist ein sehr großer Schritt, die Gebärmutter entfernen zu lassen, nur um Myome loszuwerden. Sie lassen sich auf eine Operation ein, die sehr schwer wiegende langfristige Folgen haben kann; das sollten Sie nur in Kauf nehmen, wenn die Myome lebensgefährlich sind, was sehr selten der Fall ist.

Myome sind die Folge von nicht-ausgeglichenem Östrogen. Leider besteht die Behandlung oft darin, mehr Östrogen zuzuführen, zum Beispiel über Hormonersatzpräparate, und dann werden die Myome noch schlimmer. Am besten wäre, das Östrogen abzusetzen und natürliches Progesteron zuzuführen, um zu verhindern, dass die Myome wachsen. In den Wechseljahren, wenn der Östrogenspiegel fällt, schrumpfen die Myome sowieso. Außer natürlichem Progesteron können auch pflanzliche Mittel, Akupunktur und Homöopathie bei starken Blutungen helfen.

Ich habe Danol verabreicht bekommen, damit meine Myome vor der Operation kleiner werden. Mein Arzt sagt, dass ich nicht gleichzeitig natürliches Progesteron verwenden kann. Warum nicht?

Danol (Wirkstoff Danazol) ist ein Medikament mit allen möglichen widerstreitenden hormonellen Wirkungen und zahlreichen Nebenwirkungen. Es wird oft sehr erfolgreich kurz vor Myom-Operationen verabreicht, weil es die Größe und den Gefäßreichtum der Myome zu verringern scheint, sodass die Operation einfacher wird.

Es wäre zwecklos, natürliches Progesteron parallel zu Danol zu verwenden, denn Danol ist ein so starkes Medikament, dass das natürliche Progesteron praktisch wirkungslos wäre. Bei der Einnahme von Danol ist die Verwendung von Hormonen sogar kontraindiziert. Es ist auch unwahrscheinlich, dass es die Anzahl der Gefäße oder die Größe der Myome verringern würde, wenn Sie vor der Operation statt Danol natürliches Progesteron nehmen würden. Das natürliche Progesteron könnte jedoch durch die Myome verursachte Symptome lindern, zum Beispiel Schmerzen und starke Blutungen, und verhindern, dass die Myome wachsen.

Vielleicht reichen diese Vorteile schon aus, um eine Operation überflüssig zu machen; fragen Sie deshalb Ihren Arzt, ob Sie statt eines so starken Medikaments wie Danol nicht natürliches Progesteron verwenden können.

Muss man vor einer Hysterektomie Danol nehmen?

Die vorherige Antwort hat Ihre Frage sicher schon zum Teil beantwortet. Wenn Ihr Arzt der Meinung ist, Sie müssten vor der Operation Danol nehmen, sollten Sie ihn nach dem Grund fragen. Wenn es darum geht, die Größe der Myome oder den Gefäßreichtum in der Gebärmutter oder das Ausmaß Ihrer Endometriose zu verringern, damit die Operation einfacher und damit ungefährlicher wird, sollten Sie tun, was er sagt.

Aber es ist wichtig, dass Sie Danol nicht länger als etwa sechs Monate nehmen und keine Medikamente anwenden, die bei Danol kontraindiziert sind. Dazu gehören manche Antikonvulsiva, Insulin, einige Antikoagulanzien, andere Hormone und Alkohol. Danol hat zahlreiche Nebenwirkungen, zum Beispiel Menstruationsstörungen, Gewichtszunahme, Hautausschläge, Herz-Kreislauf-Störungen, wie zum Beispiel Bluthochdruck, Herzklopfen und Sehstörungen; bei entsprechend disponierten Personen kann Danol auch Migräneattacken auslösen. Wenn ein Medikament wie Danol Ihnen von einem Facharzt empfohlen wird, der sich wahrscheinlich nur mit Ihren gynäkologischen Problemen beschäftigt und Ihre medizinisch relevante Geschichte nicht in allen Einzelheiten kennt, sollten Sie die Angelegenheit ausführlich mit Ihrem Hausarzt besprechen. Er müsste Ihnen helfen können, und zusammen können Sie erörtern, ob Danol wirklich für Sie geeignet ist, bevor Sie wieder zu Ihrem Facharzt gehen.

Ich nehme Danol vor meiner Myomentfernung, möchte aber auch natürliches Progesteron verwenden. Geht das?

Am wirkungsvollsten wäre es, das natürliche Progesteron nach der Operation zu verwenden, wenn Ihr Menstruationszyklus sich wieder stabilisiert hat. So können Sie nämlich für die Zukunft eine Östrogendominanz verhindern. Denn nach der Myomoperation wollen Sie sicher der Entstehung weiterer Myome und anderen Folgen einer Östrogendominanz vorbeugen.

Ich bin Ende zwanzig, und seit meine Menstruation neuerdings ein bisschen unregelmäßig ist, habe ich auch Probleme mit einem vermehrten Haarwuchs im Gesicht. Soll ich natürliches Progesteron verwenden?

Die von Ihnen beschriebenen unregelmäßigen Blutungen und die Haare im Gesicht deuten darauf in, dass Sie möglicherweise unter dem so genannten polyzystischen Ovarialsyndrom leiden. Ihr Arzt müsste diese Diagnose mit Hilfe von Hormontests und einer Ultraschalluntersuchung des Beckenraums bestätigen oder widerlegen können.

Wenn Sie unter dieser Störung leiden, ist die Zufuhr von natürlichem Progesteron für Sie sicher empfehlenswert. Beim polyzystischen Ovarialsyndrom kommt es aus irgendeinem (noch nicht ganz geklärten) Grund nicht zu einem Eisprung. Die heranreifenden Follikel im Eierstock bleiben Zysten, und weil kein Eisprung stattfindet, entsteht auch kein Gelbkörper und damit kein Progesteron. Die Zufuhr von natürlichem Progesteron trägt dazu bei, das Gleichgewicht wieder herzustellen.

Bei dieser Störung ist oft auch der Testosteronspiegel erhöht; mit der Herstellung des Östrogen-Progesteron-Gleichgewichts scheint auch der Testosteronspiegel wieder auf einen normalen Wert zu fallen.

Kann natürliches Progesteron beim polyzystischen Ovarialsyndrom helfen?

Der Begriff »polyzystisches Ovarialsyndrom« bezieht sich auf eine ganze Gruppe von Störungen, deren klinisches und hormonelles Bild stark variiert. Bei allen kommt es aus bislang ungeklärten Gründen nicht zum Eisprung. Zu den Symptomen können unregelmäßige oder ausbleibende Menstruationen, Fettleibigkeit und vermehrte Gesichts- oder Körperbehaarung gehören. Tests ergeben oft, dass die Hormonspiegel gestört sind: Der Östrogen-, der LH- und der Testosteronspiegel sind erhöht, der FSH- und der Progesteronspiegel verringert. Bei Patientinnen mit diesen Symptomen wird im Allgemeinen der Beckenraum mit Ultraschall untersucht; wenn es sich tatsächlich um das polyzystische Ovarialsyndrom handelt, zeigt das Ultraschallbild viele kleine Zysten an den Eierstöcken.

Eine ideale Therapie gibt es bei diesem Krankheitsbild nicht. Die Schulmedizin empfiehlt oft die Antibabypille, aber das führt zu keiner echten Heilung.

Natürliches Progesteron ist zur Behandlung des polyzystischen Ovarialsyndroms eingesetzt worden und kann zu einer Besserung führen, weil es den Feedback-Mechanismus zwischen Eierstöcken und Hirnanhangsdrüse beeinflusst. Das natürliche Progesteron kann drei oder vier Monate lang durchgehend zugeführt werden, damit die Eierstöcke sich »ausruhen« können. Nach weiteren zwei Wochen sollte zwei Wochen Pause gemacht werden. Das entspricht der normalen Progesteronausschüttung des Körpers und kann den Feedback-Mechanismus zwischen Eierstöcken und Hirnanhangsdrüse regulieren. Die Dosierung muss während der Behandlung immer wieder angepasst werden, vor allem wenn Sie nicht wissen, wie Ihr normaler Zyklus verläuft.

Einigen Patientinnen wurde durch die Verabreichung von natürlichem Progesteron geholfen; weil es sich um ein komplexes Krankheitsbild handelt, sollten Sie jedoch den Rat eines Arztes in Anspruch nehmen, der sich mit der Verwendung von natürlichen Hormonen bei dieser Störung auskennt.

Ich möchte natürliches Progesteron gegen meine Endometriose verwenden, aber meine Ärztin sagt, dass das nicht hilft.

Bei einer Endometriose findet sich Endometrium-Gewebe – das heißt Gewebe, das normalerweise die Gebärmutterinnenwand auskleidet – an Orten, an die es nicht gehört: den Eierstöcken, den Eileitern, der Gebärmuttermuskulatur oder der Außenseite irgendeines anderen Organs im Bauchraum. Die Endometrium-Fetzen reagieren allmonatlich auf die Hormonveränderungen genauso wie die Gebärmutterschleimhaut. Das bedeutet, dass diese versprengten Gewebeteile wuchern, anschwellen und bluten und dabei starke Schmerzen und andere Probleme verursachen, zum Beispiel Verwachsungen, Darmverschlüsse und eine Eileiterblockade.

Die Ursache einer Endometriose ist nicht bekannt, und die schulmedizinische Behandlung ist schwierig, hat oft unangenehme Nebenwirkungen und manchmal überhaupt keine Wirkung. Weil das versprengte Endometrium-Gewebe auf Hormone genauso reagiert wie die Gebärmutterschleimhaut, wuchert es unter dem Einfluss von Östrogen. Dieses Wuchern kann durch Progesteron unterbunden werden. Entscheidend dabei ist, dass Sie die richtige Menge Progesteron zum richtigen Zeitpunkt Ihres Zyklus bekommen; den entsprechenden Plan muss ein Arzt für Sie ausarbeiten, der sich mit der Verwendung von Progesteron auskennt. Zur Zeit der Abfassung dieses Buches lagen noch keine klinischen Studien zu dieser speziellen Verwendung von Progesteron vor, aber viele Frauen haben von beträchtlichen Veränderungen und einer starken Besserung ihrer Beschwerden berichtet.

Vielleicht hilft es Ihnen auch, die Antworten zu den Fragen über Endometriumkrebs im Kapitel 5 zu lesen (S. 155).

In bin 42 und habe noch Blutungen, allerdings sehr unregelmäßig. Ich bin seit einiger Zeit ziemlich depressiv und müde und frage mich, ob natürliches Progesteron etwas daran ändern könnte.

Auch wenn Sie noch eine Menstruation haben, kann es sein, dass Sie keinen Eisprung mehr haben, oder dass Sie zwar einen Eisprung haben, die Progesteron-Werte in der zweiten Zyklushälfte jedoch nicht hoch genug ansteigen. Wenn Östrogen nicht durch Progesteron ins Gleichgewicht gebracht wird, kann das unter anderem Depressivität und Müdigkeit zur Folge haben, und durch Verwendung von Progesteron würden sich diese Symptome möglicherweise bessern.

Fangen Sie mit der Creme am siebten Zyklustag an und tragen Sie sie auf, bis Ihre Periode einsetzt, oder bis zum 27. Tag, und hören Sie dann auf. Wenn Sie eine Blutung haben, wiederholen Sie die Prozedur; wenn nicht, fangen Sie nach sieben Tagen erneut damit an. Da Sie vermutlich auch unter einer leichten Blutarmut leiden, sollten Sie ein pflanzliches Tonikum mit leicht resorbierbarem Eisen nehmen. Viele Frauen empfinden das als sehr hilfreich.

Ein bewährtes pflanzliches Mittel gegen Depressionen ist Johanniskraut (Hypericum perforatum). Es ist in den meisten Reformhäusern und Apotheken in Tablettenform erhältlich. Wenn Sie einen Kräuterladen in der Nähe haben, können Sie sich dort auch eine Tinktur mit Hypericum und Kava-Kava oder Schisandra mischen lassen, das ebenfalls bei Depressionen oft empfohlen wird.

Meine Ärztin will mir Antidepressiva verabreichen, aber ich glaube, dass meine Symptome hormonell bedingt sind, denn sie stehen mit meinem Menstruationszyklus in Zusammenhang. Wie kann ich meine Ärztin überzeugen?

Wenn Sie der Meinung sind, dass Ihre Symptome hormonell bedingt sind, haben Sie wahrscheinlich Recht. Trotzdem kann es schwierig sein, Ihre Ärztin davon zu überzeugen. Halten Sie Ihre Symptome in einem Tagebuch fest und weisen Sie so den Zusammenhang zu Ihrem Menstruationszyklus nach. Das kann Ihnen helfen, Ihren Standpunkt zu untermauern. Wenn das nicht reicht, können Sie Ihre Ärztin daran erinnern, dass auf Grund der Arbeit von Dr. Katharina Dalton allgemein anerkannt ist, dass ein Progesteronmangel in der prämenstruellen Phase zu Depressionen führen kann. Erinnern Sie Ihre Ärztin auch daran, dass eine postnatale Depression auf das Absinken des Progesteronspiegels nach der Entbindung zurückzuführen ist. Wenn sie all das nicht überzeugt, können Sie den Vorschlag machen, das Progesteron zwei oder drei Monate lang auszuprobieren, um zu beobachten, was passiert. Wenn sie es Ihnen immer noch nicht verschreiben will, sollten Sie ihr sagen, dass Sie einen Arzt konsultieren möchten, der sich mit der Verwendung von natürlichem Progesteron auskennt.

Meine Periode ist seit zwei Jahren unregelmäßig, und seitdem fallen mir die Haare aus. Kann natürliches Progesteron daran etwas ändern?

Möglicherweise hängt Ihr Haarausfall mit Ihren Hormonstörungen zusammen. Sicher haben Sie schon bemerkt, dass viele Frauen wunderschönes Haar haben, wenn sie schwanger sind. In dieser Zeit ist der Progesteronspiegel sehr hoch. Es könnte sich durchaus lohnen, mit natürlichem Progesteron zu experimentieren und zu sehen, was passiert.

Denken Sie aber daran, dass Sie bei Haarausfall nicht mit einem schnellen Ergebnis rechnen sollten. Nach dreimonatiger Verwendung stellen Sie vielleicht fest, dass weniger Haare ausfallen, aber dass mehr Haare wachsen, werden Sie erst nach etwa sechs Monaten bemerken. Es ist auch wichtig, einen Hautarzt aufzusuchen, um auszuschließen, dass eine Erkrankung der Kopfhaut vorliegt, die den Haarausfall verursacht. Bitten Sie Ihren Arzt auch, Ihren Eisen- und Ferritinspiegel zu überprüfen, denn wenn diese niedrig sind, kann das ebenfalls zu Haarausfall führen.

Ich habe epileptische Anfälle, die aber nur an den Tagen unmittelbar vor meiner Periode auftreten. Könnte natürliches Progesteron mir helfen?

Es hat sich gezeigt, dass epileptische Anfälle, die lediglich in der prämenstruellen Phase auftreten, manchmal auf die Zufuhr von natürlichem Progesteron ansprechen. Das natürliche Progesteron wirkt manchmal so gut, dass die Einnahme anderer Anti-Epileptika nicht mehr nötig ist. Wenn Sie das ausprobieren wollen, sollten Sie es unbedingt mit Ihrem Arzt besprechen, dessen Kooperation Sie brauchen.

Ich glaube, ich habe PMS, aber wie kann ich es sicher wissen?

Es gibt so viele verschiedene Symptome, die PMS, das heißt dem prämenstruellen Syndrom, zugeschrieben werden können, dass es oft schwierig ist, genau zu wissen, ob irgendein spezielles Symptom diesem Krankheitsbild zuzuordnen ist. Dr. John Lee erwähnt aus seiner Praxis mehr als hundert Symptome, aber zum Glück hat keine Frau sie alle gleichzeitig. PMS ist heute weit verbreitet; man schätzt, dass etwa 60 bis 80 Prozent aller menstruierenden Frauen zwischen 20 und 50 Jahren regelmäßig PMS-Symptome bekommen. Sie treten in industrialisierten und technologisch hoch entwickelten Ländern sehr viel häufiger auf; eine ungesunde Ernährung, viel Stress, die Verwendung syntheti-

scher Hormone, Symptome einer Östrogendominanz, östrogenähnliche Stoffe und Umweltschadstoffe tragen dazu bei. Am häufigsten berichten Frauen von folgenden Symptomen (es kann sein, dass Sie eines oder mehrere haben):
- Empfindlichkeit der Brüste
- Anschwellen der Brüste
- Depressivität
- Stimmungsschwankungen
- Aufgedunsenheit im Bauchbereich
- Gewichtszunahme
- Erschöpfung
- Libidoverlust
- Kopfschmerzen
- Reizbarkeit/Wut.

Diese Symptome lassen sich im Allgemeinen erfolgreich durch die kurzzeitige Zufuhr von natürlichem Progesteron behandeln, die das Hormongleichgewicht wieder herstellt.

Ich habe gegen mein PMS bereits alles Mögliche ausprobiert. Was ist das Besondere an natürlichem Progesteron?
Um das zu verstehen, müssen Sie zuerst wissen, wodurch Ihr PMS verursacht wird. Seine Symptome werden dadurch ausgelöst, dass im Verhältnis zu Progesteron zu viel Östrogen in Ihrem Körper ist, und obwohl dieses Ungleichgewicht sich auch mit anderen Methoden beheben lässt, können Sie den Normalzustand in Ihrem Körper eigentlich nur dadurch wieder herstellen, dass Sie das »fehlende« Hormon ersetzen. Natürlich sind auch andere Faktoren wichtig – die Ernährung etwa spielt bei der Behandlung von

PMS eine zentrale Rolle –, aber wenn Ihr Körper einfach nicht genug Progesteron produziert, was bei vielen jungen Frauen heute der Fall ist, kann nur das natürliche Hormon Progesteron das Gleichgewicht wieder herstellen.

Mein PMS ist ziemlich schlimm. Meine Ärztin hat mir die orale Anwendung von Progesteron empfohlen, nicht die Creme. Worin besteht der Unterschied?

Der Unterschied betrifft die Absorption und die Verarbeitung des Progesterons. Bei einer oralen Progesteronzufuhr muss die tägliche Dosis fünf bis acht Mal so hoch sein wie bei einer auf die Haut aufgetragenen Creme, um dasselbe Ergebnis zu erzielen. Rund 80 Prozent des oral zugeführten Progesterons werden von der Leber abgefangen und mit der Galle ausgeschieden. Oral aufgenommenes Progesteron lässt außerdem den Progesteronspiegel im Blutserum rasant ansteigen und dann innerhalb weniger Stunden schnell wieder abfallen. Schon allein aus diesem Grund ist eine transdermale Creme empfehlenswerter, denn das Progesteron wird gleichmäßiger und langsamer ins Blut abgegeben, sodass der Körper das Progesteron effizienter verwerten kann.

Der Nachteil der Creme ist, dass Sie keine sehr hohen Dosen zuführen können. Wenn Ihr PMS ziemlich stark ist, kann es sein, dass Sie durch eine orale Zufuhr oder auch mit einem Progesteron-Pessar die schnellste Besserung erzielen. Sobald diese eingetreten ist, wäre es ratsam, zu der Creme überzugehen, damit die Dosis eher dem natürlichen Bedarf entspricht.

Ich möchte natürliches Progesteron ausprobieren, denn ich habe einen Reizdarm und hoffe, dass es ihn positiv beeinflussen kann.

Ein Reizdarm äußert sich bei jedem anders. Wenn Sie feststellen, dass Ihre Symptome in der Phase vor der Menstruation schlimmer werden, ist es durchaus möglich, dass natürliches Progesteron Ihnen helfen kann. Progesteron entspannt die Muskeln, und wenn Sie Krämpfe haben, die mit der Östrogendominanz zusammenhängen, könnte Progesteron lösend wirken.

Ich habe multiple Sklerose und kann nicht alle Medikamente einnehmen. Könnte natürliches Progesteron mir irgendwie schaden?

Es ist unwahrscheinlich, dass natürliches Progesteron Ihnen schadet, besonders wenn Sie es in der empfohlenen physiologischen Dosis verwenden, das heißt 20 bis 40 Milligramm täglich. Es könnte sogar sein, dass Progesteron die Symptome von multipler Sklerose positiv beeinflusst; allerdings gibt es darüber noch keine wissenschaftlichen Studien. Es ist bekannt, dass Progesteron am Aufbau der Myelinscheide beteiligt ist. Das ist die Umhüllung, die die peripheren Nerven schützt, und man vermutet, dass Myelinmangel beim Fortschreiten von multipler Sklerose eine Rolle spielt. Eine Substanz, die den Aufbau dieser Umhüllung unterstützt, könnte also durchaus helfen, das Fortschreiten von multipler Sklerose zu stoppen. Wir möchten jedoch betonen, dass es zurzeit keine klinischen Studien gibt, die diese Hypothese belegen.

Die Brüste

Die Brüste sind im Grunde paarige Drüsen; ihre wichtigste Aufgabe besteht darin, das neugeborene Kind mit Milch zu versorgen. Die Brüste sind so genannte sekundäre Geschlechtsmerkmale, das heißt, sie sind ein Kennzeichen des weiblichen Geschlechts, aber bei der Geburt noch nicht vorhanden. Sie sind sehr wichtig für das Bild, das eine Frau von ihrer Weiblichkeit hat, was oft vergessen wird, wenn eine Brustoperation angeraten wird. Normalerweise hat eine Frau zwei Brüste, aber es ist nicht ungewöhnlich, dass Frauen zusätzliche Brustwarzen haben, die entlang der Milchleiste angeordnet sind; sie verläuft vom Bereich unter der Achselhöhle zur normalen Position der Brustwarze und dann nach unten zur Leistenmitte. Es ist zwar selten, aber es kommt vor, dass da, wo sich diese zusätzlichen Brustwarzen befinden, auch zusätzliche Brüste entstehen.

Zu Beginn der Pubertät und oft ziemlich lange vor dem Einsetzen der Menstruation fangen die Brüste an, sich zu entwickeln. Ursache dafür ist der steigende Östrogenspiegel im Körper. Die beiden wichtigsten Gewebearten, aus denen die Brust besteht, sind Fett- und Drüsengewebe. Im inaktiven Zustand, das heißt vor dem Stillen, besteht der überwiegende Teil des Brustgewebes aus Fett. Die Größe der Brüste sagt nichts über ihre Milchbildungskapazität aus. In der Schwangerschaft regen die hohen Östrogen- und Progesteronspiegel das Drüsengewebe in der Brust dazu an, sich zu entwickeln und sich auf die Milchbildung vorzubereiten. Sobald das Baby geboren ist, schüttet die

Hirnanhangsdrüse ein Hormon namens Prolaktin aus, das die Milchbildung hervorruft. Wenn das Baby dann gestillt wird, regt das Saugen die Milchbildung weiter an und stimuliert die Hirnanhangsdrüse zur weiteren Ausschüttung von Prolaktin.

Auch die Schwankungen des Östrogen- und Progesteronspiegels im Verlauf des normalen Monatszyklus beeinflussen die Brüste. Nach dem Eisprung schwellen die Brüste durch den erhöhten Östrogenspiegel an, und oft werden sie dann sehr empfindlich. Das vergeht wieder, sobald die Menstruation einsetzt. Bei einer Östrogendominanz ist diese Stimulation des Brustgewebes ausgeprägter: Die Brüste schwellen vor der Periode sehr stark an und schmerzen, und es kann zur Entstehung von Zysten, Knötchen oder Krebs kommen. Heute wird allgemein davon ausgegangen, dass alle Arten von Brustkrebs durch einen Östrogenüberschuss verursacht oder verschlimmert werden. Wenn die Symptome auf eine Östrogendominanz schließen lassen, kann die Verwendung von natürlichem Progesteron das Problem im Allgemeinen beseitigen.

Die Brüste: Fragen und Antworten

Jeden Monat vor meiner Menstruation habe ich schmerzhafte Knötchen in den Brüsten. Was kann ich dagegen tun?

Diese Zysten, wie der Fachbegriff lautet, sind ein klassisches Zeichen für eine Östrogendominanz. Sie können mit natürlichem Progesteron behandelt werden (Hinweise zur Anwendung siehe S. 35) und sprechen im Allgemeinen ziemlich schnell darauf an. Manche Frauen stellen auch fest, dass ihnen die Zufuhr von Vitamin E, Magnesium und Vitamin B_6 hilft.

Meine Brüste werden jeden Monat empfindlich und schwellen an. Kann natürliches Progesteron das verhindern?

Diese Beschwerden werden durch Östrogen verursacht; wahrscheinlich wird es nicht durch genügend Progesteron ins Gleichgewicht gebracht. Obwohl wir eine Flüssigkeitsverhaltung normalerweise nicht mit den Brüsten assoziieren, können diese dafür anfällig sein, und deshalb schwellen sie an und sind sehr empfindlich. Die Verwendung von natürlichem Progesteron an drei von vier Zyklus-Wochen kann dazu beitragen, das Östrogen-Progesteron-Gleichgewicht wieder herzustellen und Ihre Beschwerden zu beheben. Rechnen Sie aber nicht damit, dass sie sofort weg sind; manchmal kommt es vor, dass die Brüste zuerst noch empfindlicher werden, bevor eine Besserung eintritt.

Kann ich natürliches Progesteron verwenden, wenn ich stille?

Es ist sehr unwahrscheinlich, dass Sie dann zusätzliches Progesteron brauchen, denn wenn eine Frau stillt, produziert sie große Mengen eines Hormons namens Prolaktin. Es bewirkt neben der Milchbildung eine Senkung des Östrogenspiegels. Deshalb ist es extrem unwahrscheinlich, dass Symptome einer Östrogendominanz vorliegen, und deshalb brauchen Sie auch kein zusätzliches Progesteron.

Ich habe durch Hormonersatzpräparate schmerzhafte Brüste. Wirkt natürliches Progesteron genauso?

Sie haben durch die Hormonersatzpräparate schmerzhafte Brüste, weil der Östrogengehalt zu hoch für Sie war. Das Östrogen hat die Zellen in Ihren Brüsten angeregt, und das wurde nicht durch natürliches Progesteron ausgeglichen. Hormonersatzpräparate enthalten synthetische Progestativa, die weder so ausgleichend wirken wie natürliches Progesteron noch die Brüste irgendwie schützen. Natürliches Progesteron regt die Östrogenrezeptoren nicht an, und deshalb dürften Sie keine schmerzhaften Brüste haben, wenn Sie es verwenden.

Fruchtbarkeit und Unfruchtbarkeit

Einführung

Es ist ein häufiger Irrtum zu glauben, eine Frau bräuchte nur die Empfängnisverhütung einzustellen, um schwanger zu werden. Für eine glückliche Minderheit von Familiengründungswilligen trifft das vielleicht zu, aber für viele andere Frauen und ihre Partner ist das Timing entscheidend. Wenn beide berufstätig sind, wird die Familiengründung immer öfter aufgeschoben, bis die Frau Ende dreißig ist, und dann reicht es leider nicht mehr, lediglich die Entscheidung zu treffen und mit der Empfängnisverhütung aufzuhören. Manche Frauen stellen dann fest, dass es nicht automatisch zu einer Empfängnis kommt; oft ist dies eine sehr schwierige, stressige Zeit.

Faktoren einer erfolgreichen Empfängnis

Damit eine Schwangerschaft eintritt, muss eine ganz bestimmte Abfolge von Ereignissen im Körper stattfinden; deshalb ist das Timing ein entscheidender Faktor.

Zunächst muss die Frau ein gesundes Ei produzieren, das auf gesundes Sperma trifft, und die Frau muss einen Eisprung haben. Nach der Produktion des Eis dauert es etwa einen Tag, bis es die Stelle im Eileiter erreicht, an der es dem Sperma begegnet; um bis zur Befruchtung zu überleben, muss es also gesund sein. Nach der Befruchtung muss der Embryo seine Reise durch den Eileiter in die Gebärmutter überstehen. Dann kommen weitere Faktoren ins Spiel. Wenn der Embryo die Gebärmutter erreicht, muss sich das Endometrium, die Gebärmutterschleimhaut, aufgebaut haben und stabil sein, damit das Ei sich einnisten kann und die Plazenta sich bildet. Damit das Ei sich entwickelt, der Eisprung stattfindet und auch alle anderen Phasen erfolgreich verlaufen, ist Progesteron erforderlich.

Progesteron wird im Eierstock aus dem Corpus luteum (Gelbkörper) produziert, das heißt den Überresten des Follikels nach dem Eisprung. Wenn eine Frau einen Eisprung hat, produziert der Gelbkörper normalerweise so viel Progesteron, dass das Ei bis zur Befruchtung überleben kann. Wenn eine Befruchtung stattgefunden hat, entsteht ein Embryo. Es gibt ein Hormon namens Humanes Choriongonadotropin ab. Dieses beeinflusst den Gelbkörper und regt ihn dazu an, große Mengen Progesteron zu produzieren. Das sorgt dafür, dass der Embryo so lange überlebt, bis er sich fest in der Gebärmutter eingenistet hat und die Plazenta entstanden ist. Für den Rest der Schwangerschaft übernimmt die Plazenta die Progesteronproduktion. Wenn an irgendeinem Punkt dieses Ablaufs nicht genügend Progesteron hergestellt wird, kann es zu einer Fehlgeburt kommen. Daraus ergibt sich, dass Progesteron, das sich aus den lateinischen Worten »pro« = »für« und »gestare« = »tragen« zusammensetzt, tatsächlich das Schwangerschaftshormon ist.

Was kann schief gehen?

Wenn eine Frau eine Zeit lang vergeblich versucht hat, schwanger zu werden, gehört es zu den Standarduntersuchungen, am 20. Zyklustag den Progesteronspiegel zu messen, um festzustellen, ob sie einen Eisprung hatte oder nicht (dies gilt für einen 28-tägigen Zyklus). Wenn das Progesteron auf einen bestimmten Wert gestiegen ist, war dies der Fall. Weil die Progesteronproduktion zu diesem Zeitpunkt ausreichend war, wird angenommen, dass sie auch weiterhin so reichlich ist, dass die Gebärmutterschleimhaut ruhig gestellt wird und das Ei sich einnisten kann. Aber wir müssen uns klarmachen, dass das nicht immer der Fall ist. Leider ist es nicht ungewöhnlich, dass Frauen ab Mitte dreißig in der zweiten Zyklushälfte nicht genügend Progesteron produzieren. Diese Unterproduktion kann ausreichen, um das Überleben des Eis bzw. des Embryos zu verhindern. Dies wird als Progesteronmangel in der Gelbkörperphase bezeichnet.

Der Grund für die Unfähigkeit des Gelbkörpers, weiterhin große Mengen Progesteron herzustellen, ist nicht genau bekannt. Denkbar ist zum Beispiel eine Gelbkörperschwäche nach dem Eisprung und vor der Befruchtung, die zur Folge hat, dass das Ei nicht überlebt.

Die Unterproduktion kann auch erst nach der Befruchtung dadurch zu Stande kommen, dass der Embryo nicht genügend Humanes Choriongonadotropin herstellt und der Gelbkörper also nicht zur weiteren Produktion von Progesteron angeregt wird. Möglich wäre auch, dass der Gelbkörper nicht auf das Humane Choriongonadotropin reagiert.

Aber egal welche Ursache der Progesteronmangel hat, die Wirkung ist dieselbe. Die Gebärmutterschleimhaut wird abgestoßen, und es kommt zu einer Blutung. Sie kann also bedeuten, dass entweder von vornherein keine Schwangerschaft eingetreten ist oder dass es zu einer Schwangerschaft gekommen ist, dann jedoch eine frühe Fehlgeburt stattgefunden hat. Oft finden diese Fehlgeburten so früh statt, dass man sie nicht als solche erkennt und stattdessen eine verspätete Menstruation vermutet. Wenn man weiß, ob überhaupt eine Empfängnis stattgefunden hat, kann man genauer einkreisen, wo die Probleme liegen.

Einige Fehlgeburten, zu denen es etwas später kommt (nach zehn oder auch nach zwölf Wochen) und die auf den frühen Tod des Embryos zurückzuführen sind, werden möglicherweise ebenfalls durch den Progesteronmangel verursacht. Allerdings ist ein Mangel an Progesteron nur einer von mehreren möglichen Gründen für eine frühe Fehlgeburt.

Eine Schwangerschaft tritt natürlich auch dann nicht ein, wenn kein Eisprung stattfindet. Anovulatorische Zyklen –

das heißt Zyklen, in denen die Frau eine normale Blutung, aber keinen Eisprung hat – sind ziemlich häufig, besonders ab Mitte dreißig. Wenn bei der Frau nicht ohnehin Blutuntersuchungen durchgeführt werden oder der Zyklus aus irgendeinem anderen Grund genauer untersucht wird, kann es sein, dass dieser ausbleibende Eisprung über Jahre hinweg gar nicht erkannt wird, falls keine anderen Symptome vorliegen. Wenn durch Routine-Blutuntersuchungen am 20. Tag eines 28-tägigen Zyklus entdeckt wird, dass kein Eisprung stattgefunden hat, besteht die schulmedizinische Behandlung darin, diesen durch eine Hormonbehandlung auszulösen. Möglicherweise ist das nicht immer nötig, denn manchmal regt die Verwendung von natürlichem Progesteron den Feedback-Mechanismus zwischen den Eierstöcken und der Hirnanhangsdrüse an, sodass es wieder zu einem normalen Hormonzyklus mit einem Eisprung kommt.

Schwangerschaft und Geburt

Sobald die Schwangerschaft feststeht und die Plazenta sich gebildet hat, produziert diese große Mengen Progesteron – zwischen 300 und 400 Milligramm täglich. Das ist für die Erhaltung der Schwangerschaft ganz wichtig. Nach der Geburt des Babys und der Ausstoßung der Plazenta bzw. der Nachgeburt fällt der Progesteronspiegel drastisch ab. Progesteron ist ein natürliches Antidepressivum, und dieser plötzliche Absturz des Progesteronspiegels ist für die seelische Verfassung verantwortlich, die viele Frauen ein paar Tage nach der Geburt des Babys erleben – den so genannten »Baby Blues«. Normalerweise dauert diese leichte Depression ein oder zwei Tage; bei manchen Frauen kann sie allerdings auch länger anhalten und ziemlich stark sein, dann spricht man von einer »postnatalen Depression«; sie ist etwas ganz anderes als der »Baby Blues« und kann so weit gehen, dass manche Frauen ihr Baby in dieser Zeit ablehnen. Eine postnatale Depression spricht auf Antidepressiva kaum an; die Zufuhr von ziemlich hoch dosiertem natürlichem Progesteron hat dagegen oft eine sehr positive Wirkung. Das ist nicht verwunderlich, wenn Sie an den dramatischen Absturz des Progesteronspiegels nach der Geburt und die stimmungsaufhellende Wirkung von Progesteron denken. Diese Art der Behandlung ist außerdem ungefährlich, denn natürliches Progesteron hat keine Nebenwirkungen und kann auch stillenden Frauen verabreicht werden, da es dem Baby nicht schadet.

Fruchtbarkeit und Unfruchtbarkeit: Fragen und Antworten

Ich nehme zur Empfängnisverhütung die Minipille, die ja nur Progesteron enthält. Kann ich stattdessen natürliches Progesteron verwenden?

Nein, das wäre nicht sinnvoll. Die so genannte Minipille enthält überhaupt kein Progesteron. Sie enthält ein Progestativum – eine chemische Substanz, die die Gebärmutterschleimhaut und das Zervixsekret sehr stark beeinflusst. Auch wenn die Wirkung der von natürlichem Progesteron gleicht, ist der Wirkungsgrad völlig anders.

Theoretisch wäre es zwar möglich, den Eisprung zu unterdrücken und eine Schwangerschaft zu verhindern, indem Sie den ganzen Monat über hoch dosiertes natürliches Progesteron verwenden, aber es ist völlig fraglich, ob das in der Praxis funktioniert. Es kommt darauf an, wie zuverlässig Ihre Empfängnisverhütung sein muss, denn die Wirksamkeit dieser Methode ist noch nicht erforscht. Außerdem müssten Sie fortwährend hoch dosiertes natürliches Progesteron nehmen, und das würde zu einem unnormalen Hormonstatus in Ihrem Körper führen, was auch nicht wünschenswert ist.

Ich würde lieber eine natürliche Empfängnisverhütungsmethode anwenden, anstatt die Pille zu nehmen. Ist natürliches Progesteron eine zuverlässige Alternative?

Die vorherige Antwort gibt dazu eine klare Auskunft. Sie können sich keinesfalls darauf verlassen, dass Progesteron eine Schwangerschaft verhütet. Progesteron wird nach dem Eisprung auf natürliche Weise vom Gelbkörper produziert. Wenn ein Ei befruchtet ist, sondert es ein Hormon namens Humanes Choriongonadotropin ab, und dieses bewegt den Gelbkörper dazu, weiterhin große Mengen Progesteron herzustellen. Das hat zur Folge, dass der Eisprung unterdrückt wird. Theoretisch wäre es deshalb möglich, mit natürlichem Progesteron den Eisprung zu unterdrücken und eine Empfängnis zu verhüten. Allerdings wurde die Zuverlässigkeit dieser Methode noch nicht untersucht.

Wenn Sie eine natürlichere Form der Empfängnisverhütung anwenden wollen, sollten Sie auf andere Methoden zurückgreifen, zum Beispiel auf Kondome oder die Schleimbeobachtung, in der eine erfahrene Ärztin Sie unterweisen kann.

Nachdem ich jahrelang ein Kombinationspräparat zur Empfängnisverhütung genommen habe, habe ich vor sechs Monaten damit aufgehört. Seitdem hatte ich keine Menstruation. Meine Ärztin hat eine Blutuntersuchung durchgeführt und gesagt, ich wäre sehr früh in den Wechseljahren und sollte eine Hormonersatztherapie beginnen. Was meinen Sie dazu?

Es kann sein, dass Sie früh in die Wechseljahre gekommen sind, aber wenn das nicht erblich bedingt ist, sollte zuerst nach anderen Erklärungen gesucht werden. Es ist möglich, dass der sensible Feedback-Mechanismus zwischen den Hormonen Ihrer Hirnanhangsdrüse und Ihrer Eierstöcke durcheinander geraten ist, weil Sie so lange ein Kombinationspräparat genommen haben. Wenn das der Fall ist, haben Sie bei den Hirnanhangsdrüsenhormonen wahrscheinlich hohe Werte. Die Hirnanhangsdrüse regt nämlich die Eierstöcke zur Produktion von Östrogen an. Wenn Sie sich in den Wechseljahren befinden, reagieren die Eierstöcke nicht, denn Sie haben den von der Natur vorgesehenen Zeitpunkt in Ihrem Leben erreicht, an dem sie nicht mehr reagieren sollen. Wenn allerdings die Pille Ihre Eierstöcke träge gemacht hat, brauchen diese möglicherweise Zeit, um sich zu erholen, bevor sie wieder reagieren können.

Wenn Sie natürliches Progesteron zwei Wochen lang anwenden und dann für zwei Wochen absetzen, könnte dies dazu beitragen, Ihre Eierstöcke anzuregen, und der Feedback-Mechanismus und Ihre Periode setzen wieder ein. Es ist sicherlich ratsam, das auszuprobieren, bevor Sie eine Hormonersatztherapie beginnen. Das Problem ist recht kompliziert, und Sie sollten die Hilfe eines Arztes in Anspruch nehmen, der sich mit der Verordnung von natürlichem Progesteron in diesem speziellen Fall auskennt.

Ich habe kaum noch Lust auf Sex, und deshalb hat mein Arzt mir Testosteron gegeben. Doch hat es nicht gewirkt. Jetzt frage ich mich, ob natürliches Progesteron mir helfen könnte.

Manche Frauen machen die Erfahrung, dass sie durch Testosteron mehr Lust auf Sex haben, aber es wirkt nicht immer. Frauen bekommen normalerweise zur Zeit des Eisprungs mehr Lust auf Sex, weil dann der Progesteronspiegel ansteigt. Deshalb kann die Verwendung von Progesteron bei manchen Frauen die Lust auf Sex verstärken, aber das ist vielleicht nur ein Teil der Lösung. Ein schwacher Sexualtrieb kann außer einem Hormonmangel viele andere Gründe haben. Müdigkeit, Stress, Ärger über den Partner, Gewöhnung oder Langeweile in einer seit langem bestehenden Beziehung können dazu beitragen. Vielleicht müssen Sie Ihre Gefühle klären und Ihren Körper in Ordnung bringen, bevor eine Verbesserung eintritt.

Kann natürliches Progesteron die morgendliche Schwangerschaftsübelkeit verhindern?

Natürliches Progesteron ist in den ersten Schwangerschaftsmonaten, wenn die morgendliche Übelkeit auftritt, nur selten verwendet worden. Einige Patientinnen, die es angewandt haben, meinen jedoch, dass natürliches Progesteron zur Verhinderung der morgendlichen Übelkeit beiträgt. Probieren Sie es aus, denn schaden wird es Ihnen nicht.

Es gibt allerdings auch andere Alternativen. Pflanzliche und homöopathische Heilmittel oder Vitaminpräparate können sehr hilfreich sein. Versuchen Sie aber bitte nicht, sich selbst zu therapieren, sondern konsultieren Sie einen qualifizierten Arzt.

Nach der Geburt meines ersten Babys wurde ich sehr depressiv. Jetzt bin ich wieder schwanger und habe große Angst, dass das wieder geschehen wird. Meine Hebamme meinte, natürliches Progesteron könnte mir helfen.

Eine postnatale Depression geht mit Sicherheit auf einen Mangel an Progesteron zurück und spricht auf Progesteron besser an als auf Antidepressiva. Auch kurzfristig sind enorme Besserungen erzielbar.

Nach der Geburt wird die Plazenta ausgestoßen, und der Progesteronspiegel im Körper fällt plötzlich von einem sehr hohen auf einen sehr niedrigen Stand. Das ist die Ursache für den so genannten »Baby Blues«, den viele Frauen erleben. Normalerweise kommen die Hormonspiegel wieder ins Gleichgewicht, und die leichte Depression vergeht. Wenn der Progesteronspiegel jedoch sehr niedrig bleibt, wird die Depression stärker und dauert länger. Dieser Zustand spricht auf traditionelle Antidepressiva nicht besonders gut an, oft aber auf natürliches Progesteron. Am besten wäre es, wenn Sie sich in die Obhut eines Arztes begäben, der mit der Anwendung von natürlichem Progesteron bei diesem Krankheitsbild vertraut ist.

Nach der Geburt meines letzten Kindes hatte ich einen ziemlich schlimmen »Baby Blues«, und mir wurde geraten, nicht zu stillen. Kann natürliches Progesteron meine Milch beeinflussen?

Frauen wird oft geraten, mit dem Stillen aufzuhören, wenn die postnatale Depression sehr stark ist. Dadurch soll das Hormongleichgewicht im Körper schneller wieder hergestellt werden. Wenn Sie stillen wollen und gegen die Depression natürliches Progesteron nehmen, wird das Ihrem Baby wahrscheinlich nicht schaden, auch wenn das Progesteron in die Muttermilch gelangt. Viele Mütter haben ihr Kind weitergestillt, auch wenn sie erneut schwanger waren, und in dieser zweiten Schwangerschaft hatten sie natürlicherweise einen ziemlich hohen Progesteronspiegel. Über unangenehme Nebenwirkungen auf Grund des Stillens und der gleichzeitigen Einnahme von Progesteron ist nichts bekannt.

Kann man an einer Östrogendominanz leiden, wenn man schwanger ist oder stillt?

In der Schwangerschaft produzieren Sie so viel Progesteron, dass es äußerst unwahrscheinlich ist, dass Ihre Östrogen- und Progesteronspiegel aus dem Gleichgewicht geraten, es sei denn, Sie nehmen zusätzliche Östrogen-Präparate.

Auch in der Stillzeit ist es extrem unwahrscheinlich, dass Sie einen hohen Östrogenspiegel haben – oft ist der Östrogenspiegel dann eher sehr niedrig. Das liegt daran, dass die Milchbildung durch das Hirnanhangsdrüsenhormon Prolaktin angeregt wird, das auch eine Verminderung des

Östrogenspiegels bewirkt. Wenn Sie einen hohen Östrogenspiegel haben, weil Sie in der Schwangerschaft oder nach der Geburt Östrogen zuführen, sollte Ihr Arzt Ihnen raten, Ihr Baby nicht zu stillen. Es besteht dann nämlich die Gefahr, dass das Östrogen mit der Milch weitergegeben wird. Progesteron dagegen schadet dem Baby nicht und kann bei Bedarf von stillenden Müttern gefahrlos genommen werden.

Ich bin Ende dreißig und habe noch keine Kinder. Ich mache mir Sorgen um meine Fruchtbarkeit und frage mich, ob die Verwendung von natürlichem Progesteron sie mir erhalten würde.

Es gibt keine Hinweise darauf, dass die Anwendung von natürlichem Progesteron Ihnen Ihre Fruchtbarkeit länger erhält, als von der Natur vorgesehen. Die fruchtbarsten Jahre der Frau sind die Zeit vom Ende der Teenagerjahre bis Ende zwanzig; eigentlich ist nicht vorgesehen, dass wir das Kinderkriegen auf einen sehr viel späteren Zeitpunkt verschieben.

Fruchtbarkeit ist ein sehr komplexes Thema; die Fähigkeit, regelmäßig einen Eisprung und das richtige Hormongleichgewicht im Körper zu halten, ist nur die eine Seite der Medaille. Wichtig ist auch, wie fit Sie generell sind, wie viel Stress Sie haben und wie Sie sich ernähren. Die Fruchtbarkeit von Frauen nimmt ab Mitte dreißig von Natur aus ab. Das scheint daran zu liegen, dass der Zyklus in diesem Alter oft keinen Eisprung aufweist. Das vermindert Ihre Chancen natürlich von vornherein, denn wenn Sie keinen Eisprung haben, können Sie auch nicht schwanger werden.

Aber auch wenn Sie einen Eisprung haben, kann ein weiteres Problem darin bestehen, dass der Eierstock mit zunehmendem Alter nicht immer so viel Progesteron produziert, dass das Ei und der Embryo überleben können. Wenn Sie schwanger werden wollen und sich herausstellt, dass Progesteronmangel dies verhindert, kann die Zufuhr von natürlichem Progesteron nützlich sein; sicherlich wäre es auch ratsam, einen Fruchtbarkeitsspezialisten zu konsultieren, der sich mit Nahrungsergänzungsmitteln auskennt.

Ich habe versucht, schwanger zu werden, aber bisher ohne Erfolg. Was könnten mein Partner und ich falsch machen?

Schwanger zu werden ist nicht so einfach, wie wir es uns vielleicht vorstellen. Auch wenn keine speziellen Probleme vorliegen, können Sie nur an maximal zwei oder drei Tagen im Monat schwanger werden, und auch das nicht jeden Monat, denn manchmal fängt der Eileiter das Ei nicht auf.

In der zweiten Hälfte des Menstruationszyklus, das heißt nach dem Eisprung, sollte der Eierstock sehr viel Progesteron ausschütten. Progesteron hat die Aufgabe, die Lebensfähigkeit des Eis zu erhalten, damit es befruchtet werden kann; außerdem bereitet es die Innenwand der Gebärmutter darauf vor, dass das befruchtete Ei sich einnisten und entwickeln kann. Wenn aus irgendeinem Grund in der zweiten Zyklushälfte nicht genügend Progesteron vorhanden ist, kann die Befruchtung des Eis schwierig sein. Und wenn das Ei befruchtet wurde und der Eierstock anschließend – bis die Plazenta sich gebildet hat – nicht genug Progesteron herstellt, kann es zu einer frühen Fehlgeburt kommen. In beiden Fällen ist die Verwendung von Progesteron in der zweiten Zyklushälfte und in den ersten drei Schwangerschaftsmonaten hilfreich.

Die Zeit, in der Sie versuchen, schwanger zu werden, kann Ihnen quälend lang vorkommen, und Ihre seelische Verfassung spielt für die Empfängnis ebenfalls eine wichtige Rolle. Es könnte sinnvoll sein, jemanden zu konsultieren, der sich mit der Anwendung von natürlichem Progesteron zur Unterstützung der Fruchtbarkeit auskennt.

Ich bin Mitte vierzig und habe gerade eine neue Beziehung begonnen. Wir möchten ein Kind, fragen uns aber, ob das in meinem Alter nicht zu schwierig ist.

Wenn Sie über Vierzig sind, ist es aus verschiedenen Gründen schwieriger, schwanger zu werden. Auch wenn Sie einen Eisprung haben, kann es sein, dass Ihre Eierstöcke in der zweiten Zyklushälfte nicht die normale Progesteronmenge herstellen. Wenn Sie nach dem Eisprung nicht genug Progesteron produzieren, kann das Ei nicht lange genug überleben, um befruchtet zu werden, und auch wenn es befruchtet wurde, kann es sein, dass der Embryo nicht überlebt. Denn wenn der Progesteronspiegel fällt, wird die Gebärmutterschleimhaut abgestoßen, sodass der Embryo sich nicht einnisten kann und mit dem Menstruationsblut ausgeschwemmt wird.

Die Zufuhr von natürlichem Progesteron könnte durchaus sinnvoll sein und wird Ihnen sicherlich nicht schaden. Es wäre gut, wenn Sie die Anleitung eines Arztes hätten, der sich mit der Anwendung von natürlichem Progesteron zu diesem Zweck auskennt, denn die Dosierung spielt eine große Rolle. Das natürliche Progesteron sollte in der zweiten Zyklushälfte nach dem Eisprung verwendet werden; wenn Sie vermuten, dass Sie schwanger geworden sind, sollten Sie das Progesteron bis zum dritten Schwangerschaftsmonat nicht absetzen. Dann stellt die Plazenta genug Progesteron her, um das Baby am Leben zu erhalten.

Ich kann mir vorstellen, dass Sie alles probieren wollen; vergessen Sie dabei nicht, dass auch Ihr Partner sich einigen Untersuchungen unterziehen sollte.

Meine Familie ist anfällig für Osteoporose, und ich nehme natürliches Progesteron, damit meine Knochen gesund bleiben. Ich möchte nächstes Jahr eine Familie gründen. Soll ich das natürliche Progesteron in dieser Zeit weiternehmen?

Das ist schwer zu beantworten, denn die Einnahme von natürlichem Progesteron bei Osteoporose ist eine Langzeit-Angelegenheit. Wenn Sie natürliches Progesteron verwenden und versuchen, schwanger zu werden, sollten Sie sich von einem erfahrenen Arzt beraten lassen, bevor Sie mit der Familienplanung beginnen. Die Schwierigkeit besteht darin, den Eisprung nicht zu beeinflussen; es ist gar nicht so einfach, dabei das richtige Gleichgewicht zu finden.

Natürliches Progesteron wirkt sich positiv auf mein prämenstruelles Syndrom aus, aber ich versuche auch, schwanger zu werden. Verhindert Progesteron das?

Vermutlich haben Sie dadurch sogar bessere Chancen, schwanger zu werden. Progesteron ist das Hormon, das von Frauen in großen Mengen produziert wird, wenn sie schwanger sind. Dann stellt die Plazenta nämlich rund 400 Milligramm Progesteron täglich her. Wenn Sie zurzeit eine Progesteron-Creme verwenden, bekommen Sie nur einen Bruchteil davon, nämlich etwa 20 bis 30 Milligramm pro Tag.

Bei einem normalen Menstruationszyklus produziert der Eierstock das Progesteron nach dem Eisprung – das heißt in der zweiten Zyklushälfte, etwa ab dem 14. Tag bis zur Menstruation. Wenn Sie natürliches Progesteron bei PMS anwenden, sollten Sie das in der zweiten Zyklushälfte tun, das heißt in der Phase Ihres Zyklus, in der Ihr Körper es normalerweise sowieso produziert. Die Tatsache, dass Sie PMS haben, weist darauf hin, dass Sie normalerweise in dieser Zeit selber nicht genügend Progesteron produzieren. Wenn Sie versuchen, schwanger zu werden, sollten Sie das natürliche Progesteron auch dann noch anwenden, wenn Sie vermuten, dass eine Schwangerschaft eingetreten ist. Wenn nach dem Eisprung nicht genug Progesteron produziert wird, kann ein befruchtetes Ei nicht überleben, und Ihr Körper kann das neue Leben nicht erhalten.

Schwangerschaften sind bei mir problematisch, ich hatte mehrere Fehlgeburten. Ich verwende jetzt natürliches Progesteron; soll ich es weiternehmen, wenn ich das nächste Mal schwanger bin?

Es gibt für Sie keinen Grund, natürliches Progesteron abzusetzen, wenn Sie schwanger werden; falls Sie es zur Verhinderung einer Fehlgeburt verwendet haben, ist es ganz wichtig, dass Sie es weiternehmen, wenn Sie wieder schwanger werden. Wenn ein Ei befruchtet wird, beginnt es normalerweise sofort mit der Ausschüttung eines Hormons namens Humanes Choriongonadotropin. Dieses Hormon regt den Gelbkörper (in dem Eierstock, der das Ei freigegeben hat) zur Sekretion relativ großer Mengen Progesteron an. Normalerweise sollte das so weitergehen, bis die Plazenta sich bildet und genügend Progesteron produziert, um das Baby am Leben zu halten. Manchmal reagiert der Gelbkörper jedoch nicht so gut auf das Humane Choriongonadotropin, wie er sollte, und sondert nicht besonders viel Progesteron ab. In diesem Fall kann es sein, dass die Gebärmutterschleimhaut abgestoßen wird und es zu einer Fehlgeburt kommt. Wenn Sie natürliches Progesteron zur Verhinderung einer Fehlgeburt verwenden, müssen Sie deshalb noch mehr natürliches Progesteron nehmen, wenn Sie schwanger werden, und zwar so lange, bis der Körper die Anschlussproduktion übernommen hat.

Ich habe verschiedene Möglichkeiten außerkörperlicher Befruchtung ausprobiert. Nach der Implantation der befruchteten Eizellen habe ich Cyclogest (ein Progesteron-Zäpfchen) bekommen, das ich ungefähr zwei Wochen anwenden sollte. Alles ging gut, bis ich das Cyclogest absetzte. Dann hatte ich eine Fehlgeburt. Ich glaube, dass natürliches Progesteron mir helfen könnte, aber meine Ärztin ist anderer Meinung.

Jedes Cyclogest-Zäpfchen enthält eine ziemlich hohe Dosis – 200 oder 400 Milligramm – natürliches Progesteron. Das Cyclogest wird verabreicht, damit nach der Übertragung des befruchteten Eis das Hormongleichgewicht in Ihrem Körper normal oder annähernd normal ist. Cyclogest wird relativ kurzzeitig angewandt, weil der Embryo sich schnell in der Gebärmutter einnistet und dann die Plazenta genug Progesteron produziert, um die Schwangerschaft zu erhalten. Das ist zumindest die Regel, doch manchmal scheint es länger zu dauern, bis der Embryo sich einnistet und die Plazenta genug Progesteron produziert. Sprechen Sie darüber mit Ihrer Ärztin und fragen Sie sie, was Ihrer Meinung nach passiert, wenn Sie Cyclogest sehr viel länger nehmen. Die relativ kurzzeitige Anwendung von Cyclogest hat keine Nebenwirkungen und schadet dem Fetus nicht, und vielleicht hilft das Ihnen ja.

Sie müssen Cyclogest anwenden, um den anfänglich hohen Progesteronspiegel zu halten. Die im Handel erhältlichen Cremes sind wahrscheinlich nicht stark genug.

Ich habe natürliches Progesteron verwendet und bin jetzt schwanger. Soll ich es die ganze Schwangerschaft über weiter nehmen?

In der Schwangerschaft spielt Progesteron eine entscheidende Rolle, denn ohne es könnte kein Baby im Mutterleib überleben und geboren werden. Aber der Körper arbeitet sehr funktionell, und sobald die Plazenta sich gebildet hat, stellt sie große Mengen Progesteron her – bis zu 400 Milligramm am Tag. Die Plazenta bildet sich ziemlich früh in der Schwangerschaft und produziert bis zur achten Woche immer mehr Progesteron. Unter diesen Umständen ist es nicht notwendig, dass Sie das Progesteron weiter nehmen, es sei denn, Sie haben es ursprünglich wegen eines Progesteronmangels in der Gelbkörperphase verwendet. Wenn dies der Fall ist, sollten Sie den Anweisungen zur nächsten Frage folgen.

Ich habe natürliches Progesteron auf Grund einer Unfruchtbarkeit genommen, deren Ursache eine Gelbkörper-

schwäche ist. Soll ich mit der Anwendung aufhören, wenn ich schwanger werde?

Progesteron ist entscheidend daran beteiligt, dass es zu Beginn der Schwangerschaft nicht zu einer Fehlgeburt kommt. Wenn Sie eine Gelbkörperschwäche hatten, bedeutet das, dass Ihr Gelbkörper nach dem Eisprung nicht in der Lage war, genügend Progesteron herzustellen. In den ersten Schwangerschaftswochen, bevor die Plazenta sich bildet, hängt die Überlebensfähigkeit des Fetus davon ab, dass der Gelbkörper Progesteron produziert. Da Ihr Gelbkörper dazu nicht in der Lage war, ist es ganz wichtig, dass Sie das natürliche Progesteron bis etwa zur zehnten oder zwölften Schwangerschaftswoche weiter nehmen. Wenn Sie mit der Zufuhr aufhören, sobald Sie entdecken, dass Sie schwanger sind, sinkt der Progesteronspiegel abrupt ab. Das könnte dazu führen, dass die Gebärmutterschleimhaut abgestoßen wird, was eine frühe Fehlgeburt auslöst.

Frauen bekommen in der Schwangerschaft oft Krampfadern, und ich mache mir Sorgen deshalb, denn ich nehme zurzeit natürliches Progesteron. Ist es auf Grund dieser Einnahme wahrscheinlich, dass ich Krampfadern bekomme, wenn ich schwanger werde?

Krampfadern in der Schwangerschaft haben nichts mit einem hohen Progesteronspiegel zu tun. Sie entstehen, weil das Gewicht des Babys in der Gebärmutter auf die Blutgefäße im Unterbauch drückt. Der Druck blockiert die Blutversorgung der Adern in den Beinen, und deshalb können sich Krampfadern bilden.

Kapitel 4

Die Wechseljahre

Frauen wissen oft nicht genau, ob sie bereits in den Wechseljahren sind, ihre Menstruation endgültig vorbei und das neue Hormongleichgewicht schon stabil ist. Die Übergänge sind fließend, und ob eine Menstruation tatsächlich die letzte war, stellt sich immer erst im Nachhinein heraus. Viele Symptome und Veränderungen treten bereits auf, wenn eine Frau auf den Wechsel zugeht. Diese Phase, in der schon Zyklen ohne Eisprung vorkommen, die Blutungen aber noch regelmäßig sind, wollen wir im folgenden Abschnitt abhandeln. In den eigentlichen Wechseljahren sinkt dann neben dem Progesteronspiegel auch der Östrogenspiegel, und es kommt zu den typischen Symptomen und Problemen. Der gesamte Zeitraum der hormonellen Umstellung wird als Wechseljahre oder Klimakterium bezeichnet. Er ist unterschiedlich lang, und manche Frauen bemerken ihn kaum. Ihnen wird nur plötzlich klar, dass sie seit einigen Monaten keine Blutung mehr hatten; andere Symptome sind nicht aufgetreten, und sie haben die Wechseljahre bereits hinter sich. Das sind die Glücklichen. Wegen der weitgehenden Ähnlichkeit der Symptome handeln wir die Phase vor und nach Beendigung der Menstruation hier zusammen ab.

Die erste Phase der Wechseljahre – Einführung

Bei vielen Frauen treten in den Jahren vor dem eigentlichen Wechsel verschiedene Probleme auf. Ursache sind fast immer Veränderungen im Hormonhaushalt des Körpers. Wie der Zeitpunkt der letzten Blutung ist auch das Alter, in dem die Wechseljahre beginnen, von Frau zu Frau verschieden. Sie können schon mit Ende dreißig anfangen oder erst mit Ende vierzig. Ihr Kennzeichen ist oft eine unregelmäßige Menstruation. Das liegt im Allgemeinen daran, dass es nicht mehr regelmäßig zu einem Eisprung kommt, und deshalb ist das Hormongleichgewicht gestört. Wenn kein Eisprung stattfindet und der Östrogenspiegel im Verhältnis zum Progesteronspiegel immer noch hoch ist – was während der Wechseljahre der Fall ist –, kommt es zu Symptomen einer Östrogendominanz. Eine Übersicht über diese Symptome finden Sie auf S. 21 und 63.

Wenn kein Eisprung stattfindet, bilden die Eierstöcke kein Progesteron, das den Östrogenspiegel ausgleichen könnte. Aber auch trotz Eisprungs kann es sein, dass die Eierstöcke nicht genügend Progesteron herstellen, um das Östrogen ins Gleichgewicht zu bringen. Das wird als Progesteronmangel in der Gelbkörperphase bezeichnet, und auch in diesem Fall kommt es zu Symptomen einer Östrogendominanz. Auch wenn eine Frau regelmäßige Blutungen hat, kann es sein, dass kein Eisprung stattfindet und also kein Progesteron produziert wird. Bei Frauen, die mit Ende Dreißig oder Anfang vierzig eine Familie gründen wollen, überprüft der Arzt oft zunächst, ob sie einen Eisprung haben, denn solche »anovulatorischen Zyklen« sind bei Frauen in diesem Alter eine häufige Ursache für Unfruchtbarkeit.

Die Symptome der meisten Frauen, für die der Übergang in diese Lebensphase schwierig ist, lassen sich durch die Zufuhr von natürlichem Progesteron lindern, denn es gleicht das Östrogen aus, das weiterhin in großen Mengen produziert wird.

Die erste Phase der Wechseljahre: Fragen und Antworten

Ich habe jahrelang ein Kombinationspräparat zur Empfängnisverhütung genommen, doch vor sechs Monaten habe ich es abgesetzt, und seitdem bekomme ich keine Periode mehr. Mein Arzt sagt, das wären die ersten Anzeichen der Wechseljahre, aber ich bin erst 37. Das ist doch sicher zu früh?

Es kann sein, dass Sie früh in die Wechseljahre gekommen sind, aber wenn das bei Ihnen nicht in der Familie liegt, sollten zunächst andere Erklärungen in Betracht gezogen werden. Die lange Einnahme des Kombinationspräparates könnte den sensiblen Feedback-Mechanismus zwischen den Hormonen Ihrer Hirnhangsdrüse und Ihrer Eierstöcke beeinflusst haben. Wenn das der Fall ist, haben Sie wahrscheinlich hohe Werte bei den Hirnanhangsdrüsenhormonen. Die Hirnanhangsdrüse versucht nämlich, die Eierstöcke zur Produktion von Östrogen anzuregen. Wenn Sie tatsächlich in den Wechseljahren sind, reagieren die Eierstöcke nicht, denn sie haben den von der Natur für Sie vorgesehenen Zeitpunkt erreicht, zu dem sie nicht mehr reagieren sollten. Wenn allerdings die Einnahme der Pille Ihre Eierstöcke träge gemacht hat, kann es sein, dass sie ein wenig Zeit brauchen, um sich zu erholen, bevor sie wieder arbeiten können.

Wenn Sie zwei Wochen natürliches Progesteron nehmen und dann zwei Wochen aussetzen, könnte das dazu beitragen, Ihre Eierstöcke anzuregen, sodass der Feedback-Mechanismus und Ihre Periode sich wieder einspielen. Es ist sicher einen Versuch wert, das auszuprobieren, bevor Sie mit einer Hormonersatztherapie beginnen. Ihr Problem ist ziemlich kompliziert, und Sie sollten die Hilfe eines Arztes in Anspruch nehmen, der sich mit der Verordnung von natürlichem Progesteron unter diesen speziellen Umständen auskennt.

Ich bin Anfang vierzig, und meine Blutungen sind sehr unregelmäßig geworden. Kann natürliches Progesteron mir helfen?

Mit Mitte dreißig oder Anfang vierzig haben viele Frauen keinen Eisprung mehr. Weil Sie erst am Beginn der Wechseljahre sind, stellen Ihre Eierstöcke weiterhin große Mengen Östrogen her. Das baut das Endometrium, die Gebärmutterschleimhaut, auf. Wenn diese sehr dick wird, tendiert sie dazu, sich abzulösen, und Sie haben eine Blutung.

Weil Sie keinen Eisprung haben, produzieren Sie nicht mehr viel Progesteron, sodass die Blutung nicht mehr reguliert und unregelmäßig wird. Wenn Sie natürliches Progesteron verwenden wollen, sollten Sie es in den beiden Wochen nehmen, in denen Sie die zweite Hälfte Ihres Zyklus vermuten – das heißt vom 14. bis zum 28. Tag, wenn Ihr Zyklus 28 Tage lang ist. Wenn Ihre Periode schon seit längerer Zeit sehr unregelmäßig ist, kann es ein paar Zyklen dauern, bis die Blutung wieder regelmäßig wird.

Ich habe jeden Monat starke, lange Blutungen. Mir ist gesagt worden, das läge daran, dass ich in den Wechseljahren bin. Meine Ärztin hat mir Norethisteron verschrieben, aber davon wird mir übel. Wäre natürliches Progesteron besser für mich?

Ihre starken, lang anhaltenden Blutungen sind möglicherweise darauf zurückzuführen, dass Sie keinen Eisprung mehr haben. Wenn Sie keinen Eisprung haben, produzieren die Eierstöcke kein Progesteron, und die Blutung tendiert dazu, länger zu dauern. Manchmal kann man diese starke, lange Blutung mit natürlichem Progesteron in den Griff bekommen, aber das ist nicht einfach. Sie sollten einen Arzt um Rat fragen, denn es kann sein, dass Sie Norethisteron in schwacher Dosierung brauchen, wenn natürliches Progesteron nicht stark genug ist, um die Blutung zu regulieren. Es kann ein paar Monate dauern, bis Sie die Blutung auf diese Weise wieder unter Kontrolle bekommen, aber es ist einen Versuch wert. Durch die langen, starken Blutungen kann es auch zu einer Anämie gekommen sein, die behandelt werden muss. Schauen Sie sich die Fragen über Depressionen und Erschöpfung auf S. 116 und 149 an; dort finden Sie Anregungen zur Behandlung von Anämie.

Ich bin Anfang vierzig. Meine Periode ist völlig regelmäßig, aber neuerdings habe ich eine Woche vorher PMS. Das hatte ich noch nie. Kann natürliches Progesteron mir helfen?

Das erstmalige Auftreten von PMS in den Wechseljahren ist ein weiteres Beispiel für das, was passiert, wenn wir anfangen, Zyklen ohne Eisprung zu haben. Auch wenn Ihre Periode regelmäßig ist, haben Sie wahrscheinlich keinen Eisprung, oder wenn Sie einen haben, produzieren Ihre Eierstöcke in der zweiten Zyklushälfte nicht die normale Menge Progesteron. Infolgedessen haben Sie eine Östrogendominanz, was bedeutet, dass das Östrogen, das Sie herstellen, nicht durch eine ausreichende Menge Progesteron ins Gleichgewicht gebracht wird.

Wenn Sie eine Östrogendominanz haben, treten einige oder alle der mit nicht-ausgeglichenem Östrogen zusammenhängenden Symptome auf. Wenn Sie sich die Liste auf S. 63 durchlesen, erkennen Sie, dass viele Wirkungen dem entsprechen, was wir als PMS bezeichnen, zum Beispiel Aufgetriebenheit im Bauchbereich, empfindliche Brüste, Reizbarkeit und Stimmungsschwankungen.

Durch die Zufuhr von natürlichem Progesteron können Sie sicherlich eine Besserung erzielen. Am besten verwenden Sie es in der zweiten Zyklushälfte.

Meine Heilpraktikerin hat mir gesagt, meine Symptome ließen auf eine Östrogendominanz schließen. Ich bin in den Wechseljahren, und mein Arzt hat mir gesagt, mein Östrogenspiegel sei zu niedrig. Wie kann ich da eine Östrogendominanz haben?

Der Begriff Östrogendominanz bezieht sich auf das Östrogen-Progesteron-Verhältnis und die Tatsache, dass diese beiden Hormone ausgeglichen sein müssen. Bis jetzt hat noch niemand herausgefunden, wie hoch dieses Verhältnis genau ist bzw. ob es überhaupt ein bestimmtes Verhältnis gibt, das gemessen werden kann. Wahrscheinlich ist das nicht der Fall.

Eine Östrogendominanz erkennt man an den Symptomen. Wenn Sie sich die Liste mit den Wirkungen von Östrogen und Progesteron auf S. 19 und 20 ansehen, erkennen Sie, dass die Wirkungen meist gegensätzlich sind und sich also ausgleichen. Wenn nicht genug Progesteron da ist, wirkt Östrogen stärker, und es liegt eine Östrogendominanz vor. Dieses Missverhältnis kann bei einem hohen Östrogenspiegel genauso vorliegen wie bei einem niedrigen. Ihre Heilpraktikerin hat wahrscheinlich Recht mit ihrer Diagnose, denn Sie befinden sich in den Wechseljahren, und in dieser Zeit produzieren die Eierstöcke oft nicht mehr genug Progesteron, um das Östrogen ins Gleichgewicht zu bringen.

Mein Arzt hat mir gesagt, da ich auf die Wechseljahre zugehe, sollte ich eine Hormonersatztherapie beginnen, um mich vor Herzkrankheiten und Osteoporose zu schützen. Ich fühle mich aber völlig wohl. Warum soll ich eine Hormonersatztherapie machen?

Wenn Sie sich wohl fühlen, besteht kein Grund, mit einer Hormonersatztherapie oder auch der Einnahme von natürlichem Progesteron zu beginnen, auch wenn Sie auf die Wechseljahre zugehen.

Sowohl traditionelle Hormonersatzpräparate als auch

natürliches Progesteron sind Hormone und sollten nur genommen werden, wenn Ihre Symptome darauf schließen lassen, dass Sie sie benötigen. Denken Sie daran, dass die Wechseljahre ein natürlicher Übergang sind und es keinen Grund gibt, weshalb sie deswegen automatisch gesundheitliche Probleme bekommen sollten.

Über die Wechseljahre wird viel Unsinn erzählt – oft von Leuten, die es besser wissen müssten. Eine Hormonersatztherapie schützt Sie weder vor Osteoporose noch vor Herzkrankheiten und ist keine Garantie für beschwerdefreie Wechseljahre. Viele Frauen empfinden die mit einer Hormonersatztherapie verbundenen Nebenwirkungen als sehr viel unangenehmer als die Symptome des Wechsels selbst.

Mein Arzt möchte, dass ich eine Hormonersatztherpaie mache, obwohl ich erst 42 bin. Ich glaube, ich befinde mich in den Wechseljahren, und mache mir Sorgen wegen Osteoporose.

Im Gegensatz zu dem, was manche Ärzte erzählen, bekommt nicht jede Frau Osteoporose. Wenn Sie sich Sorgen machen, besteht eine vernünftige Vorsichtsmaßnahme darin, Ihren Arzt zu bitten, die Knochendichte mit dem Computertomographen zu messen. Es gibt keine andere Möglichkeit, eine Osteoporose zu diagnostizieren; auf keinen Fall ist es ausreichend, dass man Sie anschaut oder Ihr Risiko anhand Ihrer familiären Vorbelastung oder Ihrer Krankengeschichte einschätzt. Eine solche Messung zeigt eventuelle Probleme in einem sehr frühen Stadium. Wenn die Messung eine verminderte Knochendichte ergibt, helfen Ihnen eine gesunde Ernährung, Hantelübungen, spezielle Nahrungsergänzungsmittel, zum Beispiel Kalzium, Magnesium und Bor, und die entsprechende Zufuhr von natürlichem Progesteron, neue Knochenmasse aufzubauen. Eine Hormonersatztherapie baut keine neue Knochenmasse auf, sie verlangsamt nur den Verlust alter Knochenmasse. Für starke, sich ständig erneuernde Knochen sorgt nur natürliches Progesteron, nicht eine Hormonersatztherapie.

Mein neuer Partner möchte, dass wir ein Kind haben, aber ich bin am Anfang der Wechseljahre. Ist es jetzt zu spät?

Nicht unbedingt, aber es wird nicht so einfach und schnell gehen, als wenn Sie jünger wären. Wahrscheinlich haben Sie keinen regelmäßigen Eisprung mehr und stellen in der zweiten Zyklushälfte nicht genügend Progesteron her. Damit das Ei lange genug lebt, um befruchtet werden zu können, brauchen Sie unbedingt genügend Progesteron, und anschließend ist eine bestimmte Menge Progesteron nötig, um den Fetus am Leben zu erhalten.

Am besten wäre es, wenn Sie mit einem Spezialisten sprechen würden, der sich mit natürlichem Progesteron in Zusammenhang mit Fruchtbarkeit auskennt, denn die Dosierung ist recht knifflig. Normalerweise müssen Sie das Progesteron in der zweiten Zyklushälfte nach dem Eisprung nehmen. Wenn Sie dann Grund zu der Annahme haben, dass eine Schwangerschaft eingetreten ist, sollten Sie das natürliche Progesteron bis mindestens zum dritten Schwangerschaftsmonat nehmen. Dann stellt die Plazenta genügend eigenes Progesteron her.

Ich bin seit kurzem in den Wechseljahren und habe seitdem Schwierigkeiten, mein Gewicht zu halten. Ich mache eine Diät und treibe Sport, aber das hilft nicht. Dieses Problem hatte ich früher nie, und ich frage mich, ob natürliches Progesteron mir helfen könnte.

Höchstwahrscheinlich produzieren Sie nicht mehr so viel Progesteron, dass Ihr Östrogen ins Gleichgewicht gebracht wird. Östrogen bewirkt unter anderem den Aufbau von Fettgewebe, während Progesteron dafür sorgt, dass der Körper überschüssiges Fett abbauen kann. Östrogen hält auch Flüssigkeiten im Körper zurück, während Progesteron dem Körper hilft, sie auszuscheiden. Für viele Frauen in den Wechseljahren sind Wassereinlagerungen im Gewebe ein wichtiger Faktor, der zu ihrem Gewichtsproblem beiträgt. Viele dieser Symptome haben mit einer Östrogendominanz zu tun, und deshalb könnte die Zufuhr von natürlichem Progesteron es Ihnen leichter machen, Ihr Gewicht zu halten.

Ich bin seit kurzem in den Wechseljahren und fühle mich neuerdings sehr depressiv, ohne dass ich einen Grund dafür erkennen könnte. Mein Arzt hat mir Prozac empfohlen, aber könnte auch natürliches Progesteron etwas an meinem Zustand ändern?

Progesteron ist das natürliche Antidepressivum des Körpers. Weil Sie seit kurzem in den Wechseljahren sind, stellen Ihre Eierstöcke wahrscheinlich nicht so viel Progesteron her, dass Ihr Östrogen ins Gleichgewicht gebracht wird. Östrogen kann zu Depressionen führen, wenn es nicht durch ausreichend Progesteron ausgeglichen wird. Probieren Sie zuerst natürliches Progesteron aus, und konsultieren Sie zunächst vielleicht einen Heilpraktiker, zum Beispiel einen Homöopathen oder einen Naturheilkundler. Vielen Frauen machen die Erfahrung, dass Präparate, die Hypericum (Johanniskraut), Kava-Kava oder Schisandra enthalten, ihnen in dieser Lebensphase sehr gut gegen Depressionen helfen können.

Ich hatte jahrelang Myome, und jetzt will meine Ärztin, dass ich eine Hormonersatztherapie mache, weil ich seit kurzem in den Wechseljahren bin. Ich habe Angst, dass das meine Myome verschlimmern könnte.

Wenn Sie keine Symptome haben, besteht keine Notwendigkeit, mit einer Hormonersatztherapie zu beginnen. Die Wechseljahre sind keine Krankheit, und wir brauchen keine Hormonersatzpräparate zu nehmen, nur weil wir in diesen Lebensabschnitt eintreten.

Wenn Sie unter gravierenden Symptomen leiden, könnte eine Hormonersatztherapie sinnvoll sein. Aber wenn Ihre Myome Ihnen keine Beschwerden bereiten, besteht kein Grund, weshalb Sie eine Hormonersatztherapie beginnen sollten. Es wäre in Ihrem Fall sogar unklug, denn das hoch konzentrierte Östrogen in den Präparaten könnte Ihre Myome schneller wachsen lassen. Und dann wird als nächster Schritt oft eine Hysterektomie empfohlen; leider sind viele Operationen, die aus diesem Grund durchgeführt werden, völlig unnötig.

Wenn Sie keine Symptome und keinerlei Probleme wegen Ihrer Myome haben, sollten Sie sie in Ruhe lassen. In den Wechseljahren fangen die Myome von selbst an zu schrumpfen. Wenn Ihre Myome Ihnen Probleme bereiten oder zu wachsen scheinen, wäre die Zufuhr von natürlichem Progesteron sicher sinnvoll. Es lässt die Myome selten schrumpfen, aber manchmal verhindert es, dass sie größer werden. Vielleicht helfen Ihnen auch die Antworten über Myome im Kapitel 3 weiter.

Ich bin Ende vierzig und nehme an, dass ich in den Wechseljahren bin, auch wenn mein monatlicher Zyklus sich nicht verändert hat. Das einzige, was mich neuerdings beunruhigt, ist, dass ich Knötchen in den Brüsten spüre und die Brüste ziemlich empfindlich sind.

Empfindliche Brüste und Knötchen in den Brüsten sind ein klassisches Symptom für eine Östrogendominanz. In den Jahren vor dem Wechsel sind diese Beschwerden häufig; das liegt daran, dass die Eierstöcke zwar noch viel Östrogen produzieren, ein Eisprung aber entweder gar nicht stattfindet oder die Eierstöcke nach dem Eisprung nicht die normale, für den Ausgleich benötigte Menge Progesteron herstellen. Wenn eine Östrogendominanz vorliegt, wird diese anregende Wirkung des Östrogens auf das Brustgewebe nicht durch Progesteron ins Gleichgewicht gebracht. Das Brustgewebe wird dann zu sehr angeregt, und es kann zur Zystenbildung kommen.

Ein weiteres Problem kann darin bestehen, dass die Brüste Wasser einlagern, und dadurch können sie anschwellen und sehr empfindlich werden. Die Zufuhr von natürlichem Progesteron an drei von vier Wochen während eines Zyklus könnte dazu beitragen, das Östrogen-Progesteron-Gleichgewicht wieder herzustellen und Ihre Beschwerden zu lindern. Machen Sie sich aber darauf gefasst, dass die Brüste manchmal sogar noch empfindlicher werden, wenn Sie mit der Progesteron-Einnahme anfangen, bevor schließlich eine Besserung eintritt.

Ich befinde mich am Anfang der Wechseljahre. Ich fühle mich wohl und habe keine Symptome, die ich mit einem Hormonungleichgewicht in Verbindung bringen kann, aber ich bin sehr müde und habe nicht mehr so viel Energie wie früher.

Es ist zwar unangenehm, an diese Tatsache erinnert zu werden, aber wir dürfen nicht erwarten, mit über vierzig noch so viel Energie zu haben wie mit zwanzig. Wir Frauen führen heute oft ein sehr stressiges, hektisches Leben. Wir sollten uns klarmachen, dass die Zeit vor dem Wechsel von Natur aus eine Phase ist, in der wir ein bisschen Abstand gewinnen und unser Leben und unsere Zeiteinteilung überdenken sollten.

Viele hormonelle und andere Veränderungen laufen in dieser Zeit ab, und die Prozesse im Körper verbrauchen Energie. Natürliches Progesteron hilft nur dann gegen die Müdigkeit, wenn diese mit einer Östrogendominanz zusammenhängt. Es lohnt sich, es auszuprobieren, um zu sehen, ob es Ihnen mehr Energie gibt, aber Sie sollten auch die anderen Faktoren in Ihrem Leben betrachten.

Ich bin Mitte vierzig und habe mich immer um meinen Körper gekümmert und alles Mögliche getan, um mir mein jugendliches Aussehen zu erhalten. Ich habe furchtbare Angst davor, in den Wechseljahren geistig und körperlich abzubauen. Eine Hormonersatztherapie scheint mir attrak-

tiv, weil ich so mein Aussehen behalten kann, aber ich mache mir Sorgen, weil in meiner Familie Fälle von Brustkrebs vorgekommen sind.

Sie sollten sich unbedingt klar machen, dass das Erreichen der Wechseljahre nicht gleich bedeutend ist mit geistigem und körperlichem Verfall. Es bedeutet auch nicht, dass Sie plötzlich alt werden. Die Wechseljahre sind etwas Natürliches, und obwohl das hohe Alter nicht in alle Ewigkeit aufgeschoben werden kann, »überfällt« es uns auch nicht plötzlich in den Wechseljahren. Wenn Sie sich immer um Ihren Körper und Ihre Gesundheit gekümmert haben, ist das eine sehr gute Grundlage dafür, dass Sie auch in Zukunft gesund sein werden; aber genauso wichtig ist eine positive Einstellung gegenüber den Wechseljahren. Wenn in Ihrer Familie Brustkrebs vorgekommen ist, sollten Sie eine Hormonersatztherapie auf jeden Fall vermeiden, denn das Brustkrebsrisiko wäre bei Ihnen sehr hoch. Es ist auch unwahrscheinlich, dass ein Arzt einer Patientin mit solch einer familiären Vorbelastung überhaupt eine Hormonersatztherapie verordnen würde.

Vieles von dem, was bezüglich einer Hormonersatztherapie versprochen wurde, etwa, dass sie ewige Jugendlichkeit schenkt, besitzt überhaupt keine fundierte Grundlage. Es ist eine kluge Verkaufsmasche, um Frauen dazu zu bringen, Medikamente zu nehmen, die wegen ihrer Nebenwirkungen und ihrer bekannten gesundheitlichen Risiken von vielen abgelehnt werden.

Zum Schutz Ihrer Brüste und gegen die Folgen einer Östrogendominanz zu Beginn der Wechseljahre wären Sie gut beraten, natürliches Progesteron zu nehmen. Denken

Sie jedoch daran, dass weder eine Hormonersatztherapie noch natürliches Progesteron Zaubermittel für ewige Jugend sind.

Vielleicht hilft es Ihnen auch weiter, das Kapitel über Krebs und natürliches Progesteron ab S. 155 zu lesen.

Ich befinde mich seit kurzem in den Wechseljahren. Tritt der eigentliche Wechsel erst später ein, wenn ich anfange, natürliches Progesteron zu nehmen?

Wir wissen nicht, welche Faktoren den Zeitpunkt für den Wechsel bestimmen. Wenn wir das wüssten, hätten wir vielleicht die Möglichkeit, ihn zu verschieben. Frauen verwenden natürliches Progesteron jetzt seit vielen Jahren, und obwohl der Wechsel dadurch einfacher und gesünder wird, deutet nichts darauf hin, dass er dadurch auch später eintritt.

Ich bin Anfang vierzig, und meine Haare sind trocken und stumpf geworden. Liegt das an den Hormonen?

Möglicherweise könnte natürliches Progesteron dazu beitragen, die Struktur Ihrer Haare zu verbessern, denn ein Hormonungleichgewicht wirkt sich auch auf sie aus. Viele Frauen machen in dieser Zeit die Erfahrung, dass die Beschaffenheit ihrer Haare sich stark verändert. In der Schwangerschaft haben Frauen oft sehr schöne Haare – das ist die Zeit, in der ihr Progesteronspiegel sehr hoch ist. Sie könnten natürliches Progesteron verwenden und beobachten, was passiert, aber erwarten Sie keine sofortige Veränderung. Es dauert Monate, bis beschädigte Haare ausfallen, und Monate, bis neue wachsen.

Die Wechseljahre – Einführung

Als »Wechsel« bezeichnen wir die letzte Monatsblutung und als »Wechseljahre« den sich über mehrere Monate oder Jahre erstreckenden Zeitraum davor und danach. Es ist durchaus sinnvoll, diesen Lebensabschnitt zusammenhängend zu betrachten, denn manche Symptome treten während der gesamten Umstellungsphase auf, das heißt von den ersten Anzeichen des beginnenden Wechsels bis zur Entstehung eines neuen, stabilen Hormongleichgewichts. In diesem Buch kann sich der Begriff »Wechseljahre« auch auf Frauen von Anfang vierzig oder sogar Ende dreißig beziehen.

Wenn eine Frau keine Periode mehr hat, ist dies das Ende ihrer fortpflanzungsfähigen Lebensspanne. Es bedeutet aber keinesfalls, dass ihr Leben jetzt nutzlos ist. Die Wechseljahre werden oft mit Schrecken erwartet. Das ist keine gesunde Einstellung, und Frauen, die mit dieser Haltung an die Wechseljahre herangehen, programmieren sich oft darauf, genau die Probleme zu bekommen, die sie fürchten.

Es stimmt, dass viele Frauen in dieser Zeit gewisse Schwierigkeiten haben, aber wir sollten uns vor Augen führen, dass die meisten ziemlich einfach überwunden werden können.

Die Wechseljahre haben einen sehr vernünftigen biologischen Grund. Sie sind kein Fluch, der uns in einer Zeit unseres Lebens trifft, in der wir uns auf aktive, gesunde Jahre ohne die Verantwortung der Kindererziehung freuen. Denn was wäre, wenn die Fruchtbarkeit nicht in den Wechseljahren enden würde? Wie viele von uns würden dann immer weiter Babys bekommen oder das ganze Leben lang Vorsichtsmaßnahmen dagegen ergreifen wollen? Aus der Sicht der Evolution brauchen Babys Eltern, die so jung und gesund sind, dass sie für sie sorgen können, bis sie erwachsen sind. Wenn wir bis sechzig, siebzig oder achtzig schwanger werden könnten, wer sollte dann unsere Kinder großziehen? Unsere Spezies wäre bald ausgestorben, wenn wir die wichtigste aller elterlichen Aufgaben nicht erfüllen könnten: so lange zu leben, bis unsere Kinder junge Erwachsene sind.

Von »Experten« hört man heute oft, die Wechseljahrsproblematik wäre in früheren Generationen nicht so relevant gewesen, weil die Frauen nicht lange genug lebten, um diesen Wendepunkt überhaupt zu erreichen. Zur Erhärtung dieser Theorie führen sie an, die Lebenserwartung von Frauen habe vor etwa einer Generation bei lediglich 45 Jahren gelegen, heute dagegen bei 75. Das stimmt zwar, ist aber auch ein gutes Beispiel dafür, wie irreführend Statistiken sein können. Die Lebenserwartung errechnet sich logischerweise aus der durchschnittlichen Lebensdauer. Vor etwa einer Generation hatten die Frauen die Statistik allerdings aus zwei wichtigen Gründen massiv gegen sich. Erstens starben viele Babys vor ihrem ersten Geburtstag, und zweitens starben viele Frauen im Kindbett. Das bedeutet also, dass viele Frauen sehr früh starben. Aber die Frauen, die diese beiden Klippen umschifften, lebten oft genauso lange oder länger als heute. Wenn Sie auf einen Friedhof gehen und sich die Grabsteine ansehen, werden Sie dies bestätigt finden. Viele der dort bestatteten Frauen wurden sehr alt, und Frauen über fünfzig waren mit Sicherheit durch die Wechseljahre gegangen; deshalb trifft es einfach nicht zu, dass die Wechseljahre ein modernes Phänomen sind, dessen Ursache die längere Lebenserwartung von Frauen ist.

Die Biologie des Wechsels

Was die Wechseljahre auslöst, ist genauso wenig bekannt wie der auslösende Mechanismus für die Pubertät. Möglicherweise handelt es sich um einen eingebauten Alterungsprozess im Mechanismus der Hirnanhangsdrüse oder in den Eierstöcken selbst. Früher nahm man oft an, den Eierstöcken würden die Eier ausgehen. Das scheint aber nicht der Fall zu sein, denn jüngste Ereignisse haben gezeigt, dass die Verabreichung hoch dosierter Hormone bei älteren Frauen noch lange nach dem natürlichen Wechsel einen Eisprung auslösen kann und dann Eier produziert werden, die befruchtungsfähig sind.

Fest steht, dass das Hormongleichgewicht sich ändert und anovulatorische Zyklen (Zyklen ohne Eisprung) möglich sind. Oft wird auch der Menstruationszyklus unregelmäßiger, und bei dem Versuch, die Eierstöcke anzuregen, werden mehr Hirnanhangsdrüsenhormone produziert. Nach ein paar Monaten oder Jahren spielt sich ein neues Hormongleichgewicht ein. Der Spiegel des von der Hirnanhangsdrüse ausgeschütteten follikelstimulierenden Hormons (FSH) bleibt oft weiterhin hoch, aber die Eierstöcke reagieren nicht mehr darauf. Auf Grund dieser ausbleibenden Reaktion sinkt der Östrogenspiegel im Körper ab. Auch das Verhältnis der Östrogene zueinander verändert sich.

Wichtigstes Östrogen ist nicht mehr Östradiol (das vor allem in den Eierstöcken produziert wird), sondern Östron. Dieses spezielle Östrogen wird im Fettgewebe des Körpers aus Androstendion hergestellt, das in den Nebennieren produziert wird. Der Spiegel des Progesterons, des zweiten Eierstockhormons, sinkt stark ab, weil wir keinen Eisprung und daher keine Gelbkörper mehr haben, um dieses Hormon herzustellen. Es wird allerdings weiterhin von den Nebennieren ausgeschüttet – in sehr viel kleineren Mengen.

Dieses neue Hormongleichgewicht entscheidet darüber, wie wir uns in den Wechseljahren fühlen. Wenn das Östrogen-Progesteron-Verhältnis stimmt, fühlen wir uns wohl. Wenn es nicht stimmt – was bei sehr vielen Frauen der Fall ist –, haben wir Probleme. Oft heißt es, die Beschwerden in den Wechseljahren würden durch einen Mangel an Östrogen verursacht, aber das ist meist nicht richtig. Weitaus häufiger gehen die Probleme auf einen Mangel an Progesteron bzw. einen Östrogenüberschuss zurück. Das ist für manche Leute – auch Ärzte – schwer zu begreifen, denn wir wissen ja, dass die Östrogene in den Wechseljahren zurückgehen. Wie können sie da überschüssig bzw. dominant sein? Das ist möglich, denn entscheidend ist das Östrogen-Progesteron-Verhältnis. Die Folgen des Missverhältnisses sind die gleichen, egal ob die Hormonspiegel hoch oder niedrig sind. Wenn das Verhältnis nicht stimmt, kann eine Östrogendominanz vorliegen. Vielleicht ist es einfacher, nicht so sehr die Östrogendominanz, als vielmehr den Progesteronspiegel zu sehen.

Oft wird gefragt, wie es dazu kommt. Wenn der Wechsel etwas Natürliches ist und also bei allen Frauen beschwerdefrei verlaufen müsste – was ist dann schief gegangen? Hat die Natur einen Fehler begangen? Nein, sie nicht – wir. Durch unsere Lebensweise, unsere Ernährung, die Umweltverschmutzung, Stress, Medikamente und Umweltschadstoffe haben wir eine Situation heraufbeschworen, in der Östrogene uns in sehr viel größeren Mengen umgeben, als je für möglich gehalten wurde. Hitzewallungen, nächtliche Schweißausbrüche, eine trockene Scheide, Stimmungsschwankungen, Osteoporose – darunter leiden viele Frauen in den Wechseljahren und diese Symptome sind die Folge des Missverhältnisses zwischen Progesteron und Östrogen.

Auf S. 19–20 finden Sie als Orientierungshilfe zwei Listen: In der einen sind die Wirkungen von Östrogen aufgeführt, in der anderen die von Progesteron. Sie werden feststellen, dass viele in der Östrogen-Liste genannten Symptome Wechseljahrsbeschwerden betreffen. Das zeigt, dass sie durch nichtausgeglichenes Östrogen verursacht werden, und erklärt, warum diese Symptome im Allgemeinen gut auf die Zufuhr von natürlichem Progesteron ansprechen.

Die Wechseljahre: Fragen und Antworten

Wie kann ich die Hormonersatztherapie beenden und durch Progesteron ersetzen?

Langsam. Lassen Sie sich zwei oder drei Monate Zeit, um die Dosis des Östrogens, das Sie nehmen, allmählich zu verringern. Auch wenn manche Frauen die Hormonersatztherapie abrupt beenden, ohne unangenehme Nebenwirkungen zu verspüren, ist es empfehlenswert, den Übergang langsam zu vollziehen, damit Ihr Körper sich umstellen kann.

Es ist unbedingt erforderlich, dass Sie die Einnahme der synthetischen Progestativa in Ihrer Hormonersatztherapie sofort stoppen, wenn Sie mit der Zufuhr von natürlichem Progesteron beginnen. Sie dürfen nicht beide zusammen nehmen, und deshalb müssen Sie sicherstellen, dass Ihre Hormonersatztherapie nur Östrogene enthält. Bitten Sie Ihren Arzt, Ihnen ein anderes Medikament zu verordnen, wenn Sie zurzeit ein Kombinationspräparat oder -Pflaster verwenden, und sagen Sie ihm, dass Sie den Anteil an Progestativa in Ihrem derzeitigen Präparat durch natürliches Progesteron ersetzen möchten.

Im ersten Monat können Sie die Östrogenaufnahme um ein Viertel reduzieren. Wenn bei dieser Dosis keine Symptome einer Östrogendominanz auftreten, können Sie im zweiten Monat auf die Hälfte und im dritten Monat auf ein Viertel der ursprünglichen Dosis heruntergehen. Wenn keine Symptome auftreten, müssten Sie das Östrogen im vierten Monat ganz absetzen können. Achten Sie darauf, wie es Ihnen in den einzelnen Phasen geht. Es empfiehlt sich, langsam vorzugehen; Sie können auch ein paar Monate bei der gleichen Östrogendosis bleiben, wenn das Ihre Symptome lindert. Das Ziel sollte sein, die Hormonersatztherapie allmählich zu beenden.

Wie soll ich meine Östrogenaufnahme reduzieren, wenn mein Arzt sagt, mein Hormonersatzpräparat wäre sowieso niedrig dosiert?

Die meisten Hormonersatzpräparate sind ähnlich, aber wenn Sie hoch dosiertes Östrogen nehmen, könnte die folgende Antwort Ihnen weiterhelfen. Die meisten Frauen verwenden Hormonersatzpräparate in Form von Tabletten oder Pflastern, und die folgende Anleitung ist eine erprobte und bewährte Methode, sie abzusetzen.

Wenn Sie zurzeit Östrogenpflaster benutzen, können Sie sie im ersten Monat, in dem Sie Progesteron verwenden, um ein Viertel kleiner machen. Zerschneiden Sie dazu das Pflaster mit einer Schere oder legen Sie ein Klebeband oder ein Heftpflaster, in das Sie in der Mitte ein Loch geschnitten haben, Klebeseite an Klebeseite an das Pflaster. So reduzieren Sie die Östrogenmenge, die mit Ihrer Haut in Kontakt kommt.

Auch eine Tablette können Sie so zerteilen, dass Sie im ersten Monat drei Viertel, im zweiten Monat die Hälfte, im dritten Monat ein Viertel und im vierten Monat gar nichts mehr nehmen. Beobachten Sie, ob Symptome auftreten, und justieren Sie das Östrogen auf ein Level, bei dem Sie sich wohl fühlen und keine Symptome haben. Im Zweifelsfall sollten Sie einen Arzt konsultieren, der sich mit der Verordnung von natürlichem Progesteron auskennt.

Ich will die Hormonersatztherapie beenden. Mir ist gesagt worden, dass ich die Progestativa in meinem Präparat nicht mehr nehmen darf und sie durch natürliches Progesteron ersetzen muss. Ist meine Gebärmutter in der Übergangsphase geschützt?

Wenn Sie sich für den Wechsel von der Hormonersatztherapie zu natürlichem Progesteron drei Monate Zeit lassen, brauchen Sie nicht zu befürchten, dass Ihre Gebärmutterschleimhaut nicht geschützt ist, denn eine Hyperplasie (eine Überstimulation der Gebärmutter, die zur Entstehung präkanzeröser Zellen führen kann) tritt in so kurzer Zeit wohl nicht ein. Das Östrogen hat natürlich einen Einfluss auf die Gebärmutterschleimhaut, aber da Sie den Östrogenspiegel schnell absenken, müsste die Progesteron-Creme ausreichen, um die Gebärmutterschleimhaut zu schützen und zu verhindern, dass sie sich aufbaut.

Wenn Ihr Hormonersatzpräparat hoch dosiertes Östrogen enthält oder Sie feststellen, dass Sie den Östrogenspiegel nicht so schnell senken können, sollten Sie sich, was den Schutz Ihrer Gebärmutterschleimhaut betrifft, nicht auf die Progesteron-Creme verlassen. In diesem Fall können Sie die Hormonersatztherapie am besten beenden, indem Sie die Progestativa in Ihrem Präparat gegen Progesteron-Tabletten oder -Pessare austauschen, denn dann ist die Dosierung höher als bei der Creme. Parallel dazu sollten Sie den Östrogenspiegel schrittweise senken, bis Sie nach der Verwendung der Progesteron-Tabletten oder -Pessare nur noch eine schwache oder gar keine Blutung mehr haben. Dann können Sie gefahrlos zu der Progesteron-Creme wechseln und entweder bei diesem Östrogenspiegel bleiben, wenn Sie ihn brauchen, oder die Östrogendosis langsam weiter reduzieren.

Ich habe vor kurzem von der traditionellen Hormonersatztherapie zu Östrogen und natürlichem Progesteron gewechselt. Ich nehme das Östrogen jeden Tag, und das natürliche Progesteron zusammen mit dem Östrogen an 10 Tagen im Monat. Als ich die Hormonersatztherapie gemacht habe, hatte ich jeden Monat eine Blutung, aber seit ich gewechselt habe, ist das nicht mehr der Fall, und ich habe Angst, dass meine Gebärmutter nicht geschützt ist.

Sie haben Recht, wenn Sie Angst haben, dass Ihre Gebärmutter nicht geschützt ist. Sie müssen das mit Ihrem Arzt besprechen. Möglicherweise muss die Dosierung des Progesterons verändert werden, damit es zu einer Blutung kommt. Wenn Ihr Arzt meint, die Dosierung wäre ausgewogen und Sie bräuchten keine Blutung zu haben, weil Ihre Gebärmutterschleimhaut sich nicht mehr aufbaut, besteht kein Grund zur Sorge. Wenn Ihr Arzt nicht sicher ist, ob die Dosis stimmt oder nicht, lässt sich durch eine Ultraschalluntersuchung Ihrer Gebärmutter schnell feststellen, ob sich die Schleimhaut aufbaut.

Ich mache eine Hormonersatztherapie. Ich fühle mich wohl, wenn ich nur das Östrogen nehme. Ich fühle mich unwohl, sobald ich das Gestagen nehme. Kann ich das Gestagen durch Progesteron ersetzen?

Es gibt keinen Grund, weshalb Sie das Gestagen nicht durch natürliches Progesteron ersetzen könnten. Sie müssen jedoch von dem natürlichen Progesteron so viel nehmen, dass Ihre Gebärmutterschleimhaut geschützt ist. Östrogen baut sie auf, und wenn das nicht verhindert wird oder wenn sie sich aufbaut und nicht jeden Monat in Form einer Blutung abgestoßen wird, könnte es zu einer Hyperplasie – die zu Krebs führen kann – kommen. Wenn Sie an 10 Tagen im Monat natürliches Progesteron nehmen und das Östrogen die Gebärmutterschleimhaut aufgebaut hat, kommt es zu einer Blutung.

Mit der Hormonersatztherapie hatte ich regelmäßig jeden Monat eine Blutung. Seit ich angefangen habe, natürliches

Progesteron zu nehmen, hatte ich überhaupt keine Periode mehr. Ist das normal?

Es kann daran liegen, dass die Vorgänge sich wieder einpendeln. Bei manchen Frauen löst die Hormonersatztherapie eine Blutung aus, die der Körper von sich aus nicht hätte; wenn Sie dann die Präparate absetzen, hört die künstlich herbeigeführte Blutung ebenfalls auf. Aber auch andere Faktoren sind zu bedenken. Bitten Sie Ihren Arzt, eine Ultraschalluntersuchung Ihrer Gebärmutter vorzunehmen, damit Sie wissen, ob das Endometrium sich aufbaut oder nicht. Wenn nicht, brauchen Sie sich keine Sorgen zu machen, denn eine Blutung ist nicht erforderlich. Aber wenn sie sich aufbaut, muss sie abgelöst werden, und möglicherweise muss die Progesteron-Dosis verändert werden, damit es zu einer Blutung kommt.

Ich mache eine Hormonersatztherapie. Bekomme ich eine Blutung, wenn ich anfange, Progesteron zu nehmen?

Das hängt davon ab, ob Sie den Wechsel wirklich hinter sich haben und am Ende Ihrer Menstruationszyklen angekommen sind oder ob Sie aus irgendeinem anderen hormonell bedingten Grund keine Blutung haben. Wenn die Gebärmutterschleimhaut immer noch durch Östrogen aufgebaut wird und Sie außerdem an 10 Tagen im Monat natürliches Progesteron nehmen, kommt es normalerweise zu einer Blutung. Wenn Sie den Wechsel allerdings hinter sich haben und keine Gebärmutterschleimhaut mehr aufgebaut wird, leitet das Progesteron keine Blutung ein, denn es gibt nichts, was abgestoßen werden könnte.

Kann man natürliches Progesteron und Östrogene parallel verwenden?

Progesteron und Östrogene kommen beide im Körper auf natürliche Weise und in einem ausgewogenen Verhältnis vor, und deshalb gibt es keinen Grund, sie nicht zusammen zu verwenden, wenn Ihre Symptome zeigen, dass das bei Ihnen notwendig ist. Frauen, die eine Hysterektomie mit oder ohne Entfernung der Eierstöcke hatten, nehmen oft nur Östrogene. Das ist für den Körper nicht gut, denn es führt zu einem starken Ungleichgewicht; die Östrogene sollten mit natürlichem Progesteron kombiniert werden. Sie brauchen wahrscheinlich die Hilfe Ihres Arztes, um zu entscheiden, welche Kombination für Sie richtig ist.

Ich möchte von meiner Hormonersatztherapie zu natürlichem Progesteron und Östrogen wechseln, aber mein Gynäkologe hat mir gesagt, dass das mein Risiko für Endometriumkrebs erhöht. Stimmt das?

Wenn Sie Östrogen in Kombination mit einer Progesteron-Creme verwenden, ist das Risiko für Endometriumkrebs bestimmt nicht größer. Wenn Sie Östrogen allein langfristig verwenden, erhöht das das Risiko für Endometriumkrebs, aber da Sie auch natürliches Progesteron nehmen wollen, ist das Risiko sehr viel geringer.

Die ersten Hormonersatzpräparate enthielten nur Östrogen, und wenn die Frauen nicht zusätzlich Progesteron nahmen, bestand das Risiko für Endometriumkrebs. Um die Gebärmutter vor dem Östrogen zu schützen, gaben die Pharmafirmen ein synthetisches Progesteron hinzu, ein so genanntes Progestativum; es sorgte dafür, dass die Frau monatlich eine Blutung hatte. Die Gebärmutterschleimhaut wurde abgestoßen, und so wurde verhindert, dass sie zu Krebs entartete. Wenn Sie eine traditionelle Hormonersatztherapie mit hoch dosiertem Östrogen machen, kann es allerdings sein, dass die Gebärmutterschleimhaut sich auch dann aufbaut, wenn Sie Progestativa verwenden.

Obwohl gezeigt wurde, dass natürliches Progesteron das Endometrium vor der anregenden Wirkung von zusätzlichem Östrogen schützen kann, reicht bei Hormonersatzpräparaten mit hoch dosiertem Östrogen eine Progesteron-Creme vielleicht nicht aus, um das Endometrium adäquat vor einer möglicherweise krebsauslösenden Hyperplasie zu schützen. Wenn Sie diese hoch dosierten Östrogenpräparate nehmen, sollten Sie mit Ihrem Gynäkologen besprechen, warum Sie sie nehmen, und ob Sie das nicht ändern können. Oft reicht eine kleine Dosis Östrogen, um die Symptome zu lindern, und dann kann die Progesteron-Creme ihre Aufgabe erfüllen und das Endometrium schützen, sodass es nicht zu einer Hyperplasie kommt, die zu Krebs führen kann.

Vielleicht hilft es Ihnen auch, den Abschnitt über Krebs und natürliches Progesteron ab S. 155 zu lesen.

Ich verwende seit einiger Zeit natürliches Progesteron mit guten Ergebnissen. Neuerdings ist meine Scheide trocken, und meine Ärztin sagt, ich müsste dagegen eine Hormonersatztherapie machen.

Das ist ein unangenehmes Symptom, aber es rechtfertigt keine Hormonersatztherapie, wenn Sie nicht vorher andere Methoden ausprobiert haben. Sie können zum Beispiel die

Creme mit natürlichem Progesteron lokal anwenden oder Vitamin-E-Kapseln einnehmen oder direkt auf die Vagina auftragen. Dazu schneiden Sie einfach eine Kapsel auf und drücken das Öl in die Scheide, oder Sie tragen es mit den Fingern auf. Es gibt diverse, häufig auf Pflanzenbasis hergestellte Gleitmittel, die Sie in der Apotheke kaufen können. Es wäre auch hilfreich, einen Homöopathen oder Naturheilkundler zu konsultieren.

Ich habe fast alles, was es gegen eine trockene Scheide gibt, ausprobiert, aber nichts hat geholfen. Meine Ärztin sagt, dass ich Östrogen allein vaginal nicht anwenden kann, und hat mir eine Hormonersatztherapie empfohlen. Ich nehme schon natürliches Progesteron, aber was kann ich sonst noch tun?

Sie brauchen keine Hormonersatztherapie zu machen. Die trockene Scheide geht wahrscheinlich auf einen Östrogenmangel zurück, aber wenn Sie keine anderen Symptome für einen generellen Östrogenmangel haben, zum Beispiel Hitzewallungen oder nächtliche Schweißausbrüche, ist eine Hormonersatztherapie nicht erforderlich. Wenn andere Mittel, zum Beispiel pflanzliche Präparate oder Vitamin E, bei Ihnen nicht wirken, können Sie das Problem lokal mit einer vaginalen Östrogen-Creme behandeln. Sie werden zwar sicher einen Teil des Östrogens über die Haut aufnehmen, aber Ihr Endometrium, um das Ihre Ärztin sich wahrscheinlich Sorgen macht, ist durch die Creme mit natürlichem Progesteron, die Sie ja auch verwenden, weiterhin geschützt. Die gesundheitlich unbedenklichsten Vaginalcremes enthalten nur Östriol, aber es gibt auch ein Präparat mit drei Östrogenen – Östradiol, Östron und Östriol. Wichtig ist, dass Sie Östradiol, in welcher Form auch immer, nicht alleine nehmen, denn es regt die Zellen zu sehr an.

Seit ich in die Wechseljahre gekommen bin, leide ich unter einer trockenen Vagina. Weil in meiner Familie Brustkrebs vorgekommen ist, möchte ich kein Östrogen verwenden. Was kann ich tun?

Erstens können Sie ausprobieren, was passiert, wenn Sie eine Creme mit natürlichem Progesteron direkt auf die Vagina auftragen. Viele Frauen stellen fest, dass dies das Problem löst, wenn sie die Creme anfangs zwei oder drei Mal wöchentlich auftragen; falls sie dann eine Besserung verspüren, verwenden sie die Creme nur bei Bedarf. Wenn dies Ihr Problem nicht löst, könnten Sie dasselbe mit einer kleinen Menge einer Vaginalcreme probieren, die nur Östriol enthält, das von allen Östrogenen am wenigsten stimulierend wirkt. Wenn Sie davon etwas über die Haut aufnehmen, wird es durch die Creme mit natürlichem Progesteron ausgeglichen, und Ihr Brustkrebsrisiko erhöht sich wahrscheinlich nicht.

Wenn Sie lieber überhaupt kein Östrogen verwenden wollen, gibt es auch spezielle Gleitmittel, die keine Hormone enthalten. Fragen Sie Ihren Arzt oder lassen Sie sich in Ihrer Apotheke beraten; dort gibt es auch natürliche Alternativen auf Pflanzenbasis.

Warum haben wir in den Wechseljahren Hitzewallungen?

Es ist noch nicht ganz klar, wie Hitzewallungen funktionieren, aber ausgelöst werden sie durch eine Störung des

Temperatursteuerungsmechanismus im Körper. Das entsprechende Zentrum befindet sich in dem Teil des Gehirns, der als Hypothalamus bezeichnet wird. In diesem Hirnareal sind auch Bereiche, die die Hirnanhangsdrüse und über sie die Hormone im Körper steuern. Es gibt dort Areale, die den Schlaf, die Stressreaktion, den Appetit und viel andere so genannte elementare Körperfunktionen regulieren. In den Wechseljahren, wenn der Östrogen- und der Progesteronspiegel fallen, gerät der Temperatursteuerungsmechanismus oft durcheinander; das Gleiche passiert in der Schwangerschaft, wenn die beiden Hormone sehr hohe Werte haben.

Offenbar wird die Störung, die zu einer Hitzewallung führt, durch die Veränderungen und Schwankungen der Hormonspiegel verursacht und nicht durch ihre absolute Höhe. Durch hoch dosiertes Östrogen bekommt man die Hitzewallungen im Allgemeinen in den Griff, denn in den Wechseljahren sind Schwankungen des Östrogenspiegels die Hauptursache für Hitzewallungen; sie sind jedoch nicht der einzig Auslöser. Hoch dosiertes Östrogen führt außerdem zu weiteren Symptomen, die bei einer Östrogendominanz auftreten.

Was hilft bei Hitzewallungen besser, natürliches Progesteron oder Östrogen?

Hitzewallungen gehen auf Schwankungen des Östrogen- und des Progesteronspiegels zurück. Sie sind nicht zwangsläufig ein Zeichen für generell niedrige Hormonspiegel, denn manchmal treten sie auch in der Schwangerschaft auf, wenn der Östrogen- und der Progesteronspiegel sehr hoch sind. Die Veränderungen der Hormonspiegel führen zur vermehrten Ausschüttung des gonadotropinstimulierenden Hormons, das von einem Teil des Gehirns produziert wird, der als Hypothalamus bezeichnet wird. Dieses Hormon beeinflusst den Spiegel der beiden Hirnanhangsdrüsenhormone, dem follikelstimulierenden Hormon und dem luteinisierenden Hormon. Es ist nicht sicher, ob Schwankungen der Hormonspiegel oder die Tatsache, dass der Temperatursteuerungsmechanismus ebenfalls im Hypothalamus angesiedelt ist, zu Hitzewallungen führen. Möglicherweise ist die Ursache irgendwo im Hypothalamus angesiedelt, denn dort befindet sich auch das Stresszentrum, und die meisten Frauen wissen nur zu gut, dass Stress eine Hitzewallung auslösen kann.

Die Verabreichung von hoch dosiertem Östrogen stoppt die Hitzewallungen, weil es Schwankungen der Östrogenspiegel ausgleicht; allerdings hat sie andere Nebenwirkungen, zum Beispiel Aufgetriebenheit im Bauchbereich und empfindliche Brüste. Oft können auch Phyto-Östrogene die Hitzewallungen abschwächen, denn sie sorgen dafür, dass das körpereigene Östrogen effizienter genutzt wird.

Auch Progesteron bessert Hitzewallungen ohne Nebenwirkungen; manchmal werden die Hitzewallungen allerdings schlimmer, bevor sie verschwinden.

Wenn die Hitzewallungen sehr stark sind, muss anfangs in einigen Fällen eine Kombination von Östrogen und Progesteron angewendet werden; das Östrogen kann dann schrittweise reduziert werden, bis Sie nur noch Progesteron nehmen.

Meine Hitzewallungen sind immer noch sehr stark, obwohl ich seit ein paar Monaten natürliches Progesteron nehme. Ist die Dosis nicht hoch genug?

Obwohl natürliches Progesteron die Hitzewallungen bei vielen Frauen lindert, kann es sie manchmal auch verschlimmern. Um zu verstehen, woran dies liegt, müssen wir uns zunächst ansehen, wodurch Hitzewallungen entstehen. Ihre Ursache ist eine Störung im Temperaturkontrollmechanismus des Körpers. Das Zentrum, das ihn steuert, befindet sich in dem Teil des Gehirns, der als Diencephalon bezeichnet wird, und kann durch alles Mögliche beeinflusst werden, unter anderem durch Veränderungen der Östrogenspiegel, Stress, bestimmte Nahrungsmittel (vor allem gewürzte), Koffein und Alkohol. Wenn natürliches Progesteron nach mehrmonatiger Verwendung die Hitzewallungen nicht gelindert hat, macht es keinen Sinn, die Zufuhr zu erhöhen, denn dann ist Progesteron einfach nicht das Richtige für Sie. Wahrscheinlich müssen Sie nach anderen Möglichkeiten Ausschau halten, um das Problem in den Griff zu bekommen. Einige Anregungen geben die folgenden Antworten.

Natürliches Progesteron hat meine Hitzewallungen verbessert, aber sie sind immer noch störend. Was kann ich sonst noch tun?

Die erste Maßnahme zur Bekämpfung von Hitzewallungen sollte die Verwendung von Heilpflanzen sein, die Phyto-Östrogene enthalten, zum Beispiel Dong quai, Mönchspfeffer und Roter Salbei. Integrieren Sie außerdem ein paar östrogenhaltige Nahrungsmittel in Ihren Speiseplan, zum

Beispiel Soja, Tofu, Miso, Cashewnüsse, Äpfel und Mandeln. Oft kann schon eine Ernährungsumstellung helfen.

Manche Frauen machen die Erfahrung, dass Stress ein Auslösefaktor für Hitzewallungen ist – schon allein die Angst, sie könnten eine Hitzewallung bekommen, kann eine solche auslösen. In diesem Fall kann die Einnahme von Nahrungsergänzungsmitteln sinnvoll sein – Vitamin E hilft gegen die Wallungen, und Mischpräparate zur Unterstützung der Nebennieren helfen bei Stress.

Manchmal können bestimmte Speisen oder Getränke eine Hitzewallung auslösen – Kaffee, Alkohol und heiße oder gewürzte Speisen sind oft dafür verantwortlich; dann müssen Sie entweder darauf verzichten oder die Folgen akzeptieren.

Gehen Sie so kreativ wie möglich mit Ihren Hitzewallungen um; tragen Sie zum Beispiel möglichst mehrere Schichten Kleidung übereinander, damit Sie sich leicht auf die Raumtemperatur einstellen können. Vielleicht hilft Ihnen auch ein Fächer, oder probieren Sie die in Campinggeschäften erhältlichen Halstücher aus, die ein Gel enthalten, das Wirkung zeigt, sobald der Schal in kaltes Wasser getaucht wird. Sie sind in heißen Ländern sehr beliebt, und wenn Sie sie bei einer Hitzewallung tragen, behalten Sie einen kühlen Kopf.

Ich spreche gut auf homöopathische Mittel an; gibt es auch welche gegen Hitzewallungen, denn meine sind sehr heftig?
Manchen Frauen helfen die homöopathischen Mittel Sepia und Lachesis, aber es ist sinnvoller, einen Heilpraktiker zu konsultieren, damit Sie ein Mittel erhalten, das speziell

auf Sie zugeschnitten ist, ein so genanntes Konstitutionsmittel. Manche Therapeuten, die mit komplementären Heilmethoden arbeiten, glauben, dass Hitzewallungen ein Versuch des Körpers sind, seine Energie wieder ins Gleichgewicht zu bringen, was in den Wechseljahren erforderlich ist.

Nicht alle Folgen von Hitzewallungen sind negativ. Man nimmt sogar an, dass sie auch nützlich sein können, denn sie tragen dazu bei, bösartige Zellen zu zerstören, die häufiger entstehen, wenn wir älter werden.

Durch die Hormonersatztherapie haben meine Brüste zu schmerzen begonnen, und deshalb habe ich sie abgebrochen. Ist natürliches Progesteron in dieser Hinsicht besser?

Die Hormonersatztherapie hat bei Ihnen zu schmerzenden Brüsten geführt, weil das Östrogen für Sie zu hoch dosiert war. Das Östrogen hatte eine anregende Wirkung auf die Brüste, die nicht durch natürliches Progesteron ausgeglichen wurde. Die künstlichen Progestativa in einem Hormonersatzpräparat ahmen nur einige Wirkungen von natürlichem Progesteron nach und haben nicht dieselbe ausgleichende Wirkung wie das natürliche Hormon; Progestativa haben außerdem keine Schutzwirkung für die Brüste. All dies trägt zu schmerzenden Brüsten bei; da natürliches Progesteron die Östrogenrezeptoren nicht stimuliert, dürfte dieses Problem nicht auftreten, wenn Sie es verwenden.

Da der Progesteronspiegel fällt, wenn wir keinen Eisprung mehr haben und in den Wechseljahren sind, kann es doch nicht natürlich sein, Progesteron zu nehmen?

Wenn Sie keinen Eisprung mehr haben, fallen naturgemäß Ihr Östrogen- und Ihr Progesteronspiegel. Das ist völlig normal, und wenn Sie keine Symptome einer Östrogendominanz spüren und Ihre Hormonspiegel ausgeglichen sind, fühlen Sie sich fit und wohl und leiden nicht unter den typischen Wechseljahrsbeschwerden. Wenn dem so ist, wäre es tatsächlich unnötig und unnatürlich, Progesteron zu nehmen. Leider sind die Hormonspiegel wegen des überschüssigen Östrogens bei vielen Frauen nicht im Gleichgewicht. Gegen die Folgen dieses überschüssigen Östrogens wird zusätzliches Progesteron benötigt, vor allem wenn eine Frau Hormonersatzpräparate oder andere Medikamente nimmt und – wie die meisten von uns – mit der Umweltverschmutzung leben muss.

Ich bin seit kurzem in den Wechseljahren, aber ich habe keine Symptome. Beugt es späteren Wechseljahrssymptomen vor, wenn ich jetzt natürliches Progesteron verwende?

Natürliches Progesteron ist ein Hormon und sollte nur verwendet werden, wenn es notwendig ist – wenn entsprechende Beschwerden vorliegen, und dann auch nur in der geeigneten Dosierung. Es ist kein präventives Heilmittel, und kein in der Anwendung von natürlichem Progesteron erfahrener Arzt würde es empfehlen, nur weil Sie jetzt in den Wechseljahren sind. Das ist ein Unterschied zur Hormonersatztherapie, die Frauen oft als prophylaktische Maßnahme in den Wechseljahren geraten wird, obwohl sie auch nicht auf diese Weise verordnet werden sollte.

Ich habe die Wechseljahre seit ein paar Jahren hinter mir. Bekomme ich wieder eine Blutung, wenn ich natürliches Progesteron verwende?

Wenn Sie Ihre Wechseljahre tatsächlich hinter sich haben, bewirkt natürliches Progesteron nicht, dass Sie wieder eine Blutung haben. Es kommt zu einer Blutung, weil das Endometrium – die Gebärmutterschleimhaut – sich aufbaut. Das wird durch Östrogen ausgelöst, und sobald Ihre Östrogenspiegel auf den normalen Nach-Wechseljahrs-Wert gefallen sind, baut die Schleimhaut sich nicht mehr auf, und Sie haben keine Blutung mehr. Natürliches Progesteron beeinflusst den Aufbau des Endometriums nicht. Aber wenn Sie erst seit kurzem keine Blutungen mehr haben oder wenn diese nur ein oder zwei Mal im Jahr vorkommen, kann es sein, dass sie häufiger werden, wenn Sie beginnen, natürliches Progesteron zu nehmen. Denn dann produzieren Sie immer noch so viel Östrogen, dass das Endometrium sich aufbaut, und Progesteron übt seine normale reifende Wirkung darauf aus. Wenn Sie dann das natürliche Progesteron ein paar Tage absetzen, hat das Absinken des Progesteronspiegels die normale Wirkung – das Endometrium wird als Blutung abgestoßen.

Mein Arzt hat mir gesagt, ich hätte ein erhöhtes Herzinfarktrisiko, weil ich jetzt in den Wechseljahren und nicht mehr durch Östrogen geschützt bin.

Es ist in der Tat ziemlich ungewöhnlich, dass Frauen vor den Wechseljahren einen Herzinfarkt bekommen. In und nach den Wechseljahren ist das öfter der Fall – es ist wirklich die häufigste Todesursache in dieser Altersgruppe.

Aber das liegt nicht nur an einem Östrogenmangel. Männer und Frauen haben nicht unbedingt dieselbe Art von Herzkrankheiten. Männer leiden eher unter Herzinfarkten, weil ihre Koronararterien aus verschiedenen Gründen, vor allem einem ernährungsbedingten hohen Cholesterinspiegel, verstopft werden und sich verengen. Im Lauf der Jahre wird der Innendurchmesser der Arterien durch die Ablagerungen so eng, dass nicht genügend Blut den Herzmuskel erreicht und es zu einem Herzinfarkt kommt. Oft gab es vorher Warnsignale, dass so etwas passieren könnte. Wenn ein Mann Sport treibt, braucht das Herz mehr Blut; selbst wenn im Ruhezustand ausreichend Blut hindurchgeht, ist das bei körperlicher Betätigung irgendwann nicht mehr der Fall. Infolgedessen kommt es bei körperlicher Betätigung zu Schmerzen, und wenn er klug ist, schenkt der Mann diesem Warnsignal Beachtung.

Bei Frauen nach den Wechseljahren kann es zwar zu einer Verengung der Arterien und zur Ablagerung von Schlacken kommen; sehr viel häufiger wird der Herzinfarkt jedoch durch einen Krampf der Koronararterien verursacht. Vor dieser Art von Herzkrankheit – unter der Frauen häufig leiden – schützt Sie das Östrogen in der Hormonersatztherapie nicht. Forschungen lassen sogar darauf schließen, dass eine Hormonersatztherapie Krämpfe der Koronararterien verschlimmern kann, während natürliches Progesteron eine günstige Wirkung auf sie hat.

Wenn Ihre Herzkrankheit auf eine Verengung der Arterien zurückgeht, verhindert Östrogen erwiesenermaßen die Ablagerung von Schlacken, aber eine gesunde Ernährung ist ebenfalls hilfreich.

Wie kann natürliches Progesteron Frauen mit Herzkrankheiten helfen?

1997 haben Forschungen in England gezeigt, dass Progesteron verkrampfte Koronararterien entspannen und dass überschüssiges Östrogen Spasmen verursachen kann. Da Herzinfarkte bei Frauen in den Wechseljahren meist durch Herzkrämpfe verursacht werden, dürfte die Schutzfunktion von Progesteron zur Vorbeugung von potenziell tödlichen Herzinfarkten somit erwiesen sein. Zum Zeitpunkt der Veröffentlichung dieses Buches stammen die meisten Forschungsbelege aus Versuchen mit Kaninchen und Affen; einige Studien wurden auch mit Frauen durchgeführt, die unterschiedliche Östrogenkombinationen, Progesteron, Progestativa oder gar nichts verwendeten. Obwohl es sich dabei nur um eine kleine Versuchsreihe handelte, scheint sie die These zu erhärten, dass Progesteron dazu beiträgt, Koronarkrämpfe zu verhindern, die zu einem tödlichen Herzinfarkt führen können.

Wenn bei Ihnen das Risiko für eine Herzkrankheit besteht, wäre die Verwendung von natürlichem Progesteron eine sehr sinnvolle Vorsichtsmaßnahme, um Ihr Herz vor Krämpfen zu schützen.

Mir ist gesagt worden, dass eine Hormonersatztherapie mich vor Herzkrankheiten schützt. Kann natürliches Progesteron das auch?

Vor allem sollten wir uns zwei Dinge klarmachen. Erstens treten Herzkrankheiten nach den Wechseljahren zwar häufiger auf, das ist aber nicht so dramatisch, wie viele Leute glauben. Zweitens ist nicht schlüssig bewiesen worden, dass eine Hormonersatztherapie Herzkrankheiten nach den Wechseljahren verhindert – die entsprechenden Forschungen sind nach Ansicht vieler Ärzte nicht stichhaltig.

An der Anfälligkeit für einen Herzinfarkt sind nicht nur ein Mangel an Östrogen, sondern auch viele andere Faktoren beteiligt, zum Beispiel Übergewicht, ein hoher Cholesterinspiegel, mangelnde Bewegung und das zunehmende Alter selbst. Hormersatzpräparate sind starke Medikamente mit bekannten Nebenwirkungen, zum Beispiel Gewichtszunahme und Bluthochdruck; ob es klug ist, sie zu nehmen, um eine Krankheit zu verhindern, die Sie vielleicht gar nicht bekommen, ist fraglich.

Warum kann man aus der Verwendung von natürlichem Progesteron bei Tieren schließen, dass es auch mir bekommt?

Tierversuche werden seit langem zur Prüfung verschiedener Medikamente herangezogen; die für die Versuche ausgewählte Tierart muss mit der beim Menschen zu behandelnden Krankheit in Bezug stehen. Die Progesteronstudie zur Untersuchung von Koronarkrämpfen wurde mit Affen durchgeführt; das ist wichtig, weil die Funktionsweise von Affen- und Menschenherzen sehr ähnlich ist – Affen sind anfällig für Herzkrankheiten und können einen Herzinfarkt bekommen. Die meisten Arbeiten zur traditionellen Hormonersatztherapie und über die Möglichkeit, Herzinfarkte bei Frauen nach den Wechseljahren auf diese Weise zu verhindern, wurden mit Schweinen durchgeführt, und obwohl das Schweineherz anatomisch dem Menschenherzen sehr ähnlich ist, funktioniert es anders. Schweine können keinen Herzinfarkt bekommen.

Ich habe die Wechseljahre hinter mir, und neuerdings sieht meine Haut alt und dünn aus. Meine Ärztin sagt, ich sollte Östrogen nehmen. Aber könnte mir auch natürliches Progesteron helfen?

Es wird zwar allgemein angenommen, dass Östrogen der Haut ein jugendlicheres Aussehen verleiht, aber eigentlich ist das nicht richtig. Östrogen macht die Haut dünner. Falten verschwinden oft deshalb, weil das Östrogen Flüssigkeiten im Körper speichert; das kann die Haut aufpolstern, sodass sie weniger faltig wirkt, aber Sie können auch ein aufgedunsenes Gesicht und Probleme mit Ödemen bekommen. Dagegen hat sich gezeigt, dass Progesteron alte Haut dicker macht und ihr Aussehen verbessert. Diese Wirkung hat es bei junger Haut nicht; deshalb muss sein Einfluss damit zusammenhängen, dass es das Absterben alter Zellen und die Entstehung neuer Zellen fördert.

Hält natürliches Progesteron generell den Alterungsprozess auf?

Dafür gibt es keine wissenschaftlichen Beweise, aber wenn man unvoreingenommen betrachtet, wie Progesteron im Körper wirkt, scheint das so zu sein. Wir wissen, dass Gewebe altert, wenn die Zellerneuerung sich verlangsamt. Die Zellen aller Gewebe im Körper haben eine vorbestimmte Lebensdauer, nach der sie absterben und durch Fresszellen beseitigt werden müssten. Der Körper ersetzt sie dann durch neue, junge Zellen. Wenn wir älter werden, scheint dieser Vorgang sich zu verlangsamen. Die Zellen leben länger, sind aber älter und können ihre Funktionen oft nicht so gut erfüllen, wie sie sollten. Der Vorgang der ständigen Erneuerung der Zellen wird als Apoptosis bezeichnet und durch ein Gen mit der Bezeichnung BCL2 gehemmt. Interessanterweise wird dieses Gen durch Östrogene stimuliert. Die Einnahme von Östrogenen verhindert also, dass Zellen absterben und durch neue, junge Zellen ersetzt werden.

Zum Glück gibt es ein anderes Gen, P53, das den normalen Zelltod fördert. Dieses sympathische Gen – P53 – wird durch Progesteron stimuliert.

Aus dieser Information kann man zu Recht schließen, dass Sie die Aktivität des Gens P53 fördern, wenn Sie Ihren Progesteronspiegel erhöhen. Die Zellen werden, wie in Ihrer Jugend, schneller ersetzt, und das müsste generell eine verjüngende Wirkung auf den ganzen Körper haben. Es könnte auch erklären, warum viele Menschen, die natürliches Progesteron verwenden, sagen, dass sie sich insgesamt sehr viel besser fühlen als vorher.

Ich nehme Medikamente wegen einer Schilddrüsenunterfunktion. Kann ich natürliches Progesteron verwenden, oder vertragen die beiden Medikamente sich nicht?

Sie haben Recht, wenn Sie die Kombination von natürlichem Progesteron mit schilddrüsenstimulierenden Medikamenten mit Vorsicht betrachten. In oder kurz vor den Wechseljahren wird oft eine Unterfunktion der Schilddrüse diagnostiziert, obwohl das eigentliche Problem eine Östrogendominanz ist. Ein paar Jahre vor dem Wechsel hören wir auf, regelmäßig einen Eisprung zu haben, und auch wenn wir einen Eisprung haben, produzieren wir in der zweiten Zyklushälfte oft nicht mehr genügend Progesteron. Infolgedessen kommt es zu einer Östrogendominanz. Offenbar ist der Körper dann nicht mehr in der Lage, das von der Schilddrüse produzierte Hormon effizient zu verwerten. Also fordert der Körper mehr Schilddrüsenhormon an, und die Hirnanhangsdrüse schüttet vermehrt das schilddrüsenstimulierende Hormon aus. Deshalb wird oft eine Schilddrüsenunterfunktion diagnostiziert.

Wenn Sie natürliches Progesteron nehmen, kehren Sie die Östrogendominanz um, und Ihr Körper kann das von Ihrer Schilddrüse produzierte Hormon besser verwerten. Infolgedessen werden Sie Ihre Schilddrüsentabletten wahrscheinlich reduzieren oder ganz absetzen müssen. Sie sollten das mit Ihrem Arzt besprechen; er kann Ihnen helfen, die eintretenden Veränderungen abzuschätzen.

Ich habe eine Überfunktion der Schilddrüse. Kann natürliches Progesteron meine Medikamente ersetzen?

Wenn Sie Progesteron zur Korrektur einer Östrogendominanz nehmen, kann die Schilddrüse effizienter arbeiten. Falls Sie aus irgendeinem Grund natürliches Progesteron benötigen, sollte Ihr Arzt die Aktivität Ihrer Schilddrüse kennen und überwachen und notfalls die Dosierung Ihres Medikaments verändern.

Seit ich keine Periode mehr bekomme, habe ich hässliche dicke Haare auf meinem Kinn. Ich kann mich daran erinnern, dass meine Großmutter dasselbe Problem hatte, und es wurde ziemlich schlimm. Kann ich das bei mir verhindern, indem ich natürliches Progesteron verwende?

Wenn Ihre Großmutter dasselbe Problem hatte, lässt dies darauf schließen, dass ihre Gesichtsbehaarung genetisch bedingt ist und nicht nur durch die hormonellen Veränderungen in den Wechseljahren. Die Verwendung von natürlichem Progesteron könnte das Problem durchaus lösen oder zumindest abschwächen, dann bei den meisten Frauen scheint es aufzutauchen, wenn der Progesteronspiegel sehr niedrig ist.

Kann ich mit Progesteron meine Konzentration und mein Gedächtnis positiv beeinflussen?

Ärzte, die sich mit Progesteron auskennen, und viele Frauen, die es angewandt haben, werden Ihnen bestätigen, dass Progesteron eine sehr positive Wirkung auf die Konzentrationsfähigkeit und das Gedächtnis hat. Denken Sie aber daran, dass Gedächtnis- und Konzentrationsstörungen nicht immer auf ein Hormonungleichgewicht zurückgehen. Andere wichtige Faktoren sind eine ungesunde Ernährung, andere gesundheitliche Beschwerden oder Medikamente, Stress, Erschöpfung, Depressionen, Motivationsmangel oder einfach Langeweile. Sie alle wirken sich aus. Bedenken Sie auch Folgendes: Wenn wir älter werden, haben wir sehr viel mehr Informationen aufgenommen und müssen uns an sehr viel mehr Dinge erinnern.

Kann Progesteron gegen Erschöpfung helfen?

Erschöpfung kann durch viele Faktoren verursacht werden, vor allem bei Frauen in den Wechseljahren.

Wichtig ist, dass Sie sich gesund ernähren und genügend Nährstoffe aufnehmen. Stellen Sie auch sicher, dass Sie keine Anämie haben. Wenn Sie über einen längeren Zeitraum hinweg etwas stärkere Blutungen hatten, kann das zu einer ziemlich schweren Anämie auf Grund von Eisenmangel führen. Wenn die Erschöpfung auf eine Östrogendominanz zurückgeht – sie kann die Erschöpfung sowohl direkt auslösen als auch indirekt durch die Entstehung von Hitzewallungen, die Schlafstörungen verursachen –, kann Progesteron Ihnen helfen. Wenn die Erschöpfung auf irgendeine andere Ursache zurückgeht, müssen Sie ein wenig nachforschen, um diese herauszufinden. Dabei könnte Ihnen vielleicht ein Heilpraktiker behilflich sein.

Gibt es irgendwelche Beweise dafür, dass natürliches Progesteron in den Wechseljahren besser ist als eine Hormonersatztherapie?

Ärzte, die mit Progesteron arbeiten, und viele der Frauen, die es verwenden, werden Ihnen auf Grund ihrer persönlichen Erfahrung sagen, dass es sehr wirksam ist. Außerdem zeigen bedeutende internationale Forschungen, dass es bei bestimmten Beschwerden hilft – und es liegen keine Studien vor, die zeigen, dass es nicht wirkt.

Trotzdem machen vielleicht einige Frauen die Erfahrung, dass es ihre spezifischen Probleme – Hitzewallungen, Empfindlichkeit der Brüste, eine trockene Vagina oder andere Wechseljahrsbeschwerden – nicht löst. Kein Medikament wirkt bei jedem gleich und »Beweise« sind etwas sehr Subjektives. Weil Hinweise auf irgendwelche Nebenwirkungen nicht vorliegen, wenn natürliches Progesteron in physiologischer Dosierung verwendet wird, ist es am besten, es selbst auszuprobieren.

Warum sind die Progestativa in einer Hormonersatztherapie nicht so gut wie natürliches Progesteron?

Weil Progesteron auf natürliche Weise in unserem Körper hergestellt wird und Ihr Körper erkennt, dass das Progesteron in der Creme identisch ist mit dem von ihm selbst produzierten Progesteron. Progestativa sind synthetische, industriell gefertigte Präparate, die nur einige Eigenschaften des echten Hormons nachahmen und nicht dessen Schutzwirkung gegen Krebs, Osteoporose oder Herzkrankheiten haben.

Progestativa können außerdem starke Nebenwirkungen haben. Es hat sich auch gezeigt, dass mindestens ein Progestativum nicht nur die günstigen Wirkungen von Östrogen zunichte macht, sondern zu anhaltenden Koronarkrämpfen führt, wenn es ursprünglich wegen eines Progesteronmangels verordnet wurde. Für Frauen, die Angst vor Herzkrankheiten haben, sind das keine guten Nachrichten.

Mir ist gesagt worden, dass eine Hormonersatztherapie mich vor Alzheimer schützt und natürliches Progesteron nicht. Stimmt das?

Es gibt keine eindeutigen Beweise dafür, dass eine Hormonersatztherapie vor Alzheimer schützt. Eine Untersuchung deutet lediglich darauf hin, dass diese Krankheit in der Gruppe von Frauen, die eine Hormonersatztherapie machten, seltener auftrat als in der Gruppe, die keine Hormonersatzpräparate nahm. Allerdings wurden bei dieser

Studie Faktoren wie die familiäre Vorbelastung und die Lebensweise nicht berücksichtigt. Alzheimer ist zwar eine Krankheit, die jeder möglichst vermeiden möchte, statistisch gesehen ist sie aber nicht so häufig; die Einnahme eines starken Medikaments, dessen Wirksamkeit in diesem Zusammenhang nicht belegt ist, zur Verhinderung einer Krankheit, die Sie vielleicht gar nicht bekommen werden, ist nicht empfehlenswert. Es gibt auch keine Beweise dafür, dass natürliches Progesteron irgendeinen Schutz bietet.

Ich habe die Wechseljahre hinter mir und fühlte mich sehr wohl. Messungen meiner Knochendichte haben keinen negativen Befund ergeben, aber meine Heilpraktikerin hat mir geraten, natürliches Progesteron zu verwenden, um zukünftigen Problemen vorzubeugen. Was meinen Sie dazu?

Wenn Sie sich wohl fühlen und keinerlei Beschwerden haben, die mit einem Progesteronmangel in Verbindung gebracht werden könnten, sollten sie es keinesfalls nehmen. Natürliches Progesteron ist ein Hormon, und Hormone sind sehr wirkungsvolle Substanzen, die mit Respekt behandelt und nicht unnötig von Menschen verwendet werden sollten, die sie nicht brauchen. Das gilt für alle Formen der Behandlung mit Hormonen. Hormone sollten nur dann genommen werden, wenn es notwendig ist – in der erforderlichen Dosis und so lange wie nötig. Kein Arzt, der Erfahrung mit natürlichem Progesteron hat, würde den Vorschlag machen, es nur deshalb zu verwenden, weil Sie in den Wechseljahren sind.

Ich habe Krampfadern. Meine Ärztin sagt, deshalb sollte ich keine Hormonersatztherapie beginnen. Kann ich natürliches Progesteron verwenden?

Es ist sicher besser, keine Hormonersatztherapie zu machen, wenn Sie bereits Krampfadern haben. Die hohen Östrogenspiegel könnten Ihre Krampfadern verschlimmern, denn Östrogen beeinträchtigt den Muskeltonus in den Blutgefäßen. Östrogen erhöht außerdem das Risiko für Blutgerinnsel. Wenn das Blut langsam fließt oder in einer Krampfader sogar stagniert, bildet es mit größerer Wahrscheinlichkeit Gerinnsel. Progesteron dagegen verbessert den Tonus der Blutgefäße und reguliert den Blutgerinnungsmechanismus.

Ich habe einen Reizdarm. Hat natürliches Progesteron da irgendeine Wirkung?

Dieses Krankheitsbild äußert sich bei jedem Patienten anders. Wenn Sie meinen, dass Ihre Symptome stärker geworden sind, seit Sie sich in den Wechseljahren befinden, kann es durchaus möglich sein, dass natürliches Progesteron Ihnen hilft. Progesteron entspannt die Muskulatur, und wenn Sie Darmkrämpfe haben, die mit einer Östrogendominanz zusammenhängen, müsste Progesteron dazu beitragen, sie zu lindern.

Ich nehme Kortikosteroide wegen meiner Gelenke. Kann ich zusätzlich natürliches Progesteron verwenden?

Es gibt keinen Grund, weshalb Sie nicht parallel zu den Kortikosteroiden natürliches Progesteron verwenden sollten. Das wäre sogar sinnvoll, denn offenbar führt die Einnahme von Kortikosteroiden bei manchen Frauen zu einer Östrogendominanz, und Progesteron könnte das ausgleichen. Wenn Sie Kortikosteroide nehmen, erhöhen Sie außerdem Ihr Osteoporose-Risiko, und Progesteron trägt dazu bei, dass Sie weiterhin Knochenmasse aufbauen.

Ich habe eine entzündliche Gelenkerkrankung. Mein Arzt hat mir Kortikosteroide empfohlen, aber ich möchte sie nicht gerne nehmen. Könnte natürliches Progesteron mir helfen?

Es ist sehr gut möglich, dass natürliches Progesteron Ihren Gelenken gut tut, wenn die Beschwerden auf einen entzündlichen Prozess zurückgehen, denn Progesteron hat einige entzündungshemmende Eigenschaften. Wenn Sie die Steroide nicht nehmen wollen, lohnt es sich, erst das Progesteron auszuprobieren und zu sehen, ob es Ihnen hilft.

Kapitel 5

Krebs

Das Wort Krebs löst bei den meisten Menschen Angst und Schrecken aus. Bei den Frauen ist der am meisten gefürchtete Krebs wahrscheinlich Brustkrebs, knapp gefolgt von Eierstock-, Endometrium- und Gebärmutterhalskrebs.

Brustkrebs tritt immer häufiger auf. Vor 50 Jahren lag das Brustkrebsrisiko bei 1:50, heute eher bei 1:8. Diese Krebsart reagiert fast immer auf Östrogene; die Zahl der Östrogenrezeptoren ist erhöht, und bei einem Kontakt mit Östrogen fängt das Brustgewebe an zu wuchern. Der Östrogenspiegel im Blut kann höher sein als normal, weil auf Grund eines Mangels an Progesteron, der Einnahme der Antibabypille oder von Hormonersatzpräparaten oder der Aufnahme von östrogenähnlichen Stoffen aus der Umwelt eine Östrogendominanz vorliegt. Man nimmt auch an, dass es die Brustzellen sensibilisieren und ihre Reaktionsbereitschaft im späteren Leben erhöhen kann, wenn der Embryo in der Gebärmutter sehr viel Östrogen egal welcher Herkunft ausgesetzt war.

Es ist wissenschaftlich bewiesen, dass Progesteron vor Brustkrebs schützt. Die Forschung hat gezeigt, dass die

Überlebenschancen nach einer Brustkrebsoperation sehr viel besser sind, wenn der Eingriff zu einem Zeitpunkt stattfindet, an dem der Progesteronspiegel hoch ist. Auch bei Frauen, die generell einen hohen Progesteronspiegel haben, ist die Überlebenschance besser als bei denen, die einen niedrigen haben. Brustkrebs ist selten bei Frauen, die ihr ganzes Leben lang ein normales Östrogen-Progesteron-Gleichgewicht hatten.

Durch die Anwendung einer Creme mit natürlichem Progesteron kann eine Frau ihren Progesteronspiegel auf so einfache Weise erhöhen, dass sie das tun sollte, wenn – auf Grund ihrer familiären Vorbelastung oder anderer Faktoren – ein Brustkrebsrisiko besteht oder sie bereits Brustkrebs hat.

Auch Endometrium- bzw. Gebärmutterkrebs wird durch Östrogen angeregt. Die traditionelle Hormonersatztherapie enthält Östrogen und ein Progestativum, um die Gebärmutter vor einer Überstimulation und der Entwicklung von präkanzerösen Zellen (Hyperplasie) zu schützen. Bei einer Hormonersatztherapie mit sehr hoch dosiertem Östrogen kommt es jedoch trotz des Progestativums zu einer Hyperplasie. In diesem Fall wird oft zu einer Hysterektomie geraten. Es ist ein Jammer, dass eine möglicherweise unnötige größere Operation durchgeführt wird, wenn auch die Reduzierung des Östrogens oder die Zufuhr von genügend natürlichem Progesteron das Problem lösen würde.

Gebärmutterhalskrebs scheint nicht direkt mit einer Östrogendominanz zusammenzuhängen. Trotzdem besteht wahrscheinlich eine Verbindung, denn die Einnahme der Antibabypille erhöht das Risiko mit Sicherheit. Andere

Risikofaktoren sind Rauchen, häufig wechselnde Sexualpartner und eine Infektion mit Papilloma-Viren.

Eierstockkrebs wird oft als »stiller Krebs« bezeichnet, weil er schwer diagnostizierbar ist und schon sehr weit fortgeschritten sein kann, bevor er erkannt wird. Wegen dieser Angst vor Eierstockkrebs bestehen viele Chirurgen bei einer Hysterektomie darauf, auch die Eierstöcke zu entfernen. Als Grund wird angegeben, dass die Frau vor Krebs geschützt werden soll, und oft heißt es: »Sie brauchen Ihre Eierstöcke doch jetzt nicht mehr, oder?« Dabei wird leicht vergessen, dass Eierstockkrebs eine ziemlich seltene Krebsart ist und die Eierstöcke auch nach den Wechseljahren noch eine wichtige Rolle für den Hormonhaushalt spielen. Weil Eierstockkrebs schwer zu diagnostizieren ist, sollten gefährdete Frauen sich regelmäßig untersuchen lassen. Empfehlenswert ist ein Bluttest zur Feststellung von Eierstockkrebs-Antigenen, eine manuelle Untersuchung des Beckenraums und eine Ultraschalluntersuchung. Die folgende Liste hilft Ihnen, Ihr Risiko einzuschätzen.

Risikofaktoren für Eierstockkrebs:
- Östrogendominanz in der Vergangenheit oder aktuell
- die Verwendung von fruchtbarkeitssteigernden Medikamenten
- familiäre Vorbelastung
- Nullipara – nie schwanger gewesen sein.

Man nimmt an, dass ein hoher Östrogenspiegel die Entwicklung aller Krebsarten beschleunigen oder verschlimmern kann. Östrogen regt nämlich fast alle Zellen zum Wachstum an.

Progesteron wirkt dieser Stimulation der Zellen entgegen. Wir wissen auch, dass sowohl Östrogen als auch Progesteron den Vorgang der Gewebeerneuerung beeinflussen. Normalerweise erreichen die Zellen ein bestimmtes Alter, sterben ab und werden durch neue ersetzt. Wenn das nicht der Fall ist, verändern die alten Zellen sich und werden möglicherweise zu Krebszellen. Östrogen verhindert das Absterben alter Zellen und ermöglicht ihnen so, zu bleiben und kanzerös zu werden. Progesteron dagegen veranlasst die Zellen dazu, abzusterben und sich zu erneuern. Eine Östrogendominanz spielt also bei allen Krebsarten eine wichtige Rolle, nicht nur bei den speziell weiblichen.

Krebs: Fragen und Antworten

Ich habe Endometriumkrebs. Kann natürliches Progesteron mir helfen?

Endometriumkrebs wird durch einen Überschuss an Östrogen verursacht. Er entsteht, weil entweder das körpereigene Östrogen nicht durch eine ausreichende Progesteronproduktion ausgeglichen wird oder weil die Frau Östrogen bekommt, ohne durch natürliches Progesteron oder synthetische Progestativa geschützt zu werden.

Es wäre unklug, Endometriumkrebs nur mit Progesteron zu behandeln, denn es deutet nichts daraufhin, dass es eine rückläufige Entwicklung einleiten kann, wenn der Krebs sich bereits gebildet hat. Progesteron schützt jedoch das Endometrium vor Krebs und sollte auf jeden Fall als schützende und vorbeugende Maßnahme gegen eine Weiterentwicklung des Krebses in Erwägung gezogen werden.

Meine Gynäkologin hat mir gesagt, dass ich ein vier Mal höheres Risiko für Endometriumkrebs habe, wenn ich fünf Jahre lang Östrogen und eine Progesteron-Creme verwende. Stimmt das?

Das ist eine sehr radikale und irreführende Aussage, denn sie berücksichtigt weder, wie viel Östrogen Sie nehmen noch wie viel Progesteron-Creme Sie verwenden. Außerdem suggeriert sie, dass die Kombination von Östrogen mit einer Progesteron-Creme das Risiko für Endometriumkrebs erhöht, was definitiv nicht der Fall ist. Wenn Sie Östrogen allein langfristig nehmen, wird dies Ihr Risiko für Endometriumkrebs sicher erhöhen, aber auch dann ist unwahrscheinlich, dass es gleich um das Vierfache steigt.

Ursprünglich bestand die Hormonersatztherapie nur aus Östrogen, und viele Frauen bekamen Endometriumkrebs. Um die Gebärmutter vor dem Östrogen zu schützen, wurde dem Hormonersatzpräparat ein Progestativum – eine synthetische chemische Substanz, die einige Wirkungen von Progesteron nachahmt – zugesetzt. Die Anwendung des Progestativums führte zu einer monatlichen Blutung, was verhinderte, dass die Gebärmutterschleimhaut sich aufbaute und kanzerös wurde. Bei der traditionellen Hormonersatztherapie kann es auch bei Verwendung von Progestativa zu einem Aufbau der Gebärmutterschleimhaut kommen, weil das verwendete Östrogen sehr hoch dosiert ist. Es kommt dann zu einer so genannten Endometrium-Hyperplasie, die oft zur Begründung einer (wahrscheinlich unnötigen) Hysterektomie angeführt wird.

Obwohl belegt ist, dass natürliches Progesteron die Gebärmutterschleimhaut vor der anregenden Wirkung von überschüssigem Östrogen schützen kann, ist es möglich, dass eine Progesteron-Creme das Endometrium nicht ausreichend vor einer Hyperplasie schützt, wenn Sie das Östrogen in der hohen Dosierung verwenden, die bei der traditionellen Hormonersatztherapie üblich ist. Wenn Sie jedoch eine niedrigere Östrogendosis nehmen – die zur Linderung der Symptome oft ausreicht –, kann die Progesteron-Creme das Endometrium schützen, und eine Hyperplasie des Endometriums (die zu Krebs führen kann) tritt nicht auf.

Kann die Einnahme von Progesteron Brustkrebs auslösen?

Progesteron löst nie Brustkrebs aus. Wenn Brustkrebs als progesteron-sensibel beschrieben wird, bedeutet das nicht, dass Progesteron den Krebs verursacht hat oder dass die Verabreichung von Progesteron dazu führt, dass er erneut auftritt. Es bedeutet, dass Brustkrebsgewebe Rezeptoren hat, die für Progesteron empfänglich sind.

Die Wirkung von Progesteron auf die Brüste besteht darin, dass es das Wuchern der Gewebe vermindert, und dieses Wuchern erhöht die Krebsgefahr. Durch die Anwendung von Progesteron verringern Sie also das Brustkrebsrisiko.

Wenn im Zuge einer Hormonersatztherapie nur Östrogen verabreicht wird, wie es in den 60er-Jahren und Anfang der 70er-Jahre der Fall war, kann dies Endometriumkrebs verursachen. Deshalb geriet die Östrogenersatztherapie in Verruf, und deshalb sollte Frauen kein nicht-ausgeglichenes Östrogen verschrieben werden. Neuere Formen einer

Hormonersatztherapie für Frauen, die keine Hysterektomie hatten, enthalten im Allgemeinen irgendein synthetisches Progestativum, damit die Gebärmutter geschützt ist; natürliches Progesteron wäre dazu jedoch noch geeigneter.

Es ist seit langem bekannt, dass nicht-ausgeglichenes Östrogen ein wichtiger Faktor bei der Entstehung von Brustkrebs ist. Auf Grund von Forschungen, die 1998 bei einer internationalen Krebskonferenz vorgestellt wurden, ist jetzt erwiesen, dass nicht-ausgeglichenes Östrogen tatsächlich bestimmte Krebsarten verursachen kann. Schon allein aus diesem Grund, einem maximalen Schutz, brauchen Frauen einen adäquaten Progesteronspiegel zum Ausgleich von Symptomen einer Östrogendominanz.

Ich habe gehört, dass natürliches Progesteron Östrogen blockiert. Kann es also an Stelle von Tamoxifen nach Brustkrebs verwendet werden?

Es ist nicht wahr, das natürliches Progesteron Östrogen blockiert. Östrogen und Progesteron sind natürliche Hormone bei Frauen, die sich gegenseitig regulieren. Progesteron ist deshalb wichtig, weil es die Wirkung von Östrogen ausgleicht. Das verdeutlichen auch die Listen auf S. 19 und 20.

Brustkrebs entsteht im Allgemeinen auf Grund einer Östrogendominanz. Wenn diese Dominanz bekämpft wird, müsste die Aktivität der Brustkrebszellen gehemmt werden. Es wird behauptet, dass Tamoxifen diese Wirkung hat. Tamoxifen ist jedoch ein sehr starkes Medikament (eigentlich ein schwaches Östrogen) mit unangenehmen Nebenwirkungen, und viele Experten sind der Meinung, dass man es besser meiden sollte. Da natürliches Progesteron eine Östrogendominanz verhindert und Nebenwirkungen nicht berichtet wurden bzw. nicht bekannt sind, sollte man zur Unterdrückung einer Östrogendominanz nach Brustkrebs natürliches Progesteron Tamoxifen vorziehen.

Ich hatte progesteron-sensiblen Brustkrebs. Ist die Anwendung von natürlichem Progesteron für mich riskant?

Die Zellen in der Brust haben Östrogen- und Progesteronrezeptoren. Eine Stimulation dieser Rezeptoren hat allerdings unterschiedliche Folgen. Wenn die Östrogenrezeptoren stimuliert werden, regen sie das Brustgewebe dazu an, sich zu entwickeln, zu wuchern und aktiver zu werden, und so kann Krebs entstehen. Wenn die Progesteronrezeptoren stimuliert werden, beeinflussen sie die Zellen anders: Sie wirken eher der von dem Östrogen ausgehenden Anregung entgegen. Das verhindert das Wuchern und die Ausbreitung der Krebszellen.

Sehr viele Forschungen zeigen, dass ein hoher Progesteronspiegel die Ausbreitung von Brustkrebs verhindert und eine gute Prognose für die Zukunft wahrscheinlicher macht. Deshalb ist es höchstwahrscheinlich nicht gefährlich, wenn Sie natürliches Progesteron in Absprache mit Ihrem Arzt verwenden.

Was ist der Unterschied, wenn man natürliches Progesteron oder Tamoxifen bei Brustkrebs verwendet?

Natürliches Progesteron bekämpft die anregende Wirkung, die Östrogen auf die Gewebe hat, zum Beispiel in den Brüsten und im Endometrium; diese Gewebe haben Östrogen- und Progesteronrezeptoren.

Tamoxifen blockiert die Östrogenrezeptoren im Brustgewebe. Das heißt, es dockt an den Östrogenrezeptoren an und verhindert so, dass das körpereigene Östrogen sie beeinflusst. Auf andere Körpergewebe wirkt es jedoch weiterhin wie ein Östrogen. Tamoxifen ist eigentlich ein schwaches Östrogen, scheint aber zwei gegensätzliche Charakteristika zu haben. Auf einige Gewebe wirkt es wie ein Anti-Östrogen, auf andere wie ein Östrogen.

Laut Dr. John Lee geht man in den USA derzeit davon aus, dass die Tamoxifen-Hersteller die Behauptung, das Medikament würde die Östrogenrezeptoren im Brustgewebe blockieren, nicht mehr lange aufrechterhalten können. Was auch immer bei dieser Diskussion herauskommt – es ist ziemlich klar, dass Tamoxifen sehr viele Nebenwirkungen hat, von denen einige tödlich sein können.

Kann ich natürliches Progesteron und Tamoxifen parallel verwenden, und hat das irgendwelche Nebenwirkungen, die ich kennen sollte?

Ja, Sie können natürliches Progesteron und Tamoxifen parallel verwenden. Natürlich sollten Sie jede Behandlung mit Ihrem Arzt absprechen. Aber da wir die positive Wirkung von natürlichem Progesteron kennen und wissen, dass es vor Brustkrebs schützt, sollten Sie vielleicht überlegen, ob Sie das Tamoxifen überhaupt zusätzlich brauchen, denn bei diesem Medikament sind schwere Nebenwirkungen bekannt. Dazu gehören unter anderem:

- Blutgerinnsel in der Lunge
- unregelmäßige Menstruation
- Beschädigung von Hornhaut und Netzhaut

- Depressionen
- möglicherweise erhöhtes Risiko für Endometriumkrebs
- kann Asthma und Leberkrankheiten verursachen
- als Karzinogen bekannt.

Es kommt Ihnen vielleicht merkwürdig vor, dass ein zur Brustkrebsbehandlung eingesetztes Medikament ein bekanntes Karzinogen sein soll, aber Tamoxifen wird von der Weltgesundheitsorganisation als Krebs erregende Substanz geführt. Tamoxifen wirkt krebsauslösend, weil es sich an das DNS-Material im Körper bindet. Es sind Fälle bekannt, in denen seine Verabreichung zu Endometrium- und Leberkrebs geführt hat. Solange nicht eindeutig erwiesen ist, dass Tamoxifen das Auftreten und den erneuten Ausbruch von Brustkrebs verhindert, sollte es nur mit Vorsicht und unter Abwägung der möglichen Nebenwirkungen genommen werden.

Vom natürlichem Progesteron dagegen werden nach über 25-jähriger Anwendung weltweit keine Nebenwirkungen berichtet. Es hemmt die anregende Wirkung von Östrogen auf das Brustgewebe – und das ist sehr wichtig, wenn Sie sich maximal vor Brustkrebs schützen wollen.

Ich habe Brustkrebs und werde demnächst operiert. Kann natürliches Progesteron mir vor der Operation helfen?

Eine Studie hat gezeigt, dass Frauen, die zur Zeit der Brustkrebsoperation und danach einen hohen Progesteronspiegel aufwiesen, erheblich bessere Überlebenschancen haben. Aus dieser Sicht sollten Frauen möglichst versuchen, die Operation in die zweite Zyklushälfte zu legen, wenn der Progesteronspiegel am höchsten ist.

Eine an der John-Hopkins-Universität in den USA durchgeführte 30-Jahres-Studie ergab, dass Frauen mit niedrigem Progesteronspiegel 5,4-mal öfter Brustkrebs bekamen und zehn Mal öfter an den verschiedensten Arten von Krebs starben. Eine in der Zeitschrift *Fertility and Sterility* veröffentlichte französische Untersuchung zeigte, dass der Wert von Progesteron darin besteht, dass es die Zellteilung in den Milchgängen verlangsamt.

Sie sollten deshalb vorsichtshalber dafür sorgen, dass Ihre Operation in der zweiten Hälfte Ihres Menstruationszyklus durchgeführt wird, wenn der Progesteronspiegel normalerweise am höchsten ist. Sie sollten auch zusätzlich natürliches Progesteron nehmen, damit der Spiegel zum Zeitpunkt der Operation auf jeden Fall hoch ist, und diese Zufuhr auch nach dem Eingriff fortführen. Dr. John Lee sagt, dass keine seiner so behandelten Brustkrebs-Patientinnen später an der Krankheit gestorben ist.

Hilfsorganisationen für Krebspatientinnen sind im Kapitel »Nützliche Adressen« aufgeführt.

Ich hatte vor 15 Jahren Brutkrebs und habe jetzt Osteoporose. Ich glaube, ich kann keine Hormonersatztherapie machen. Was kann ich sonst tun?

Nein, man wird Ihnen sicher keine Hormonersatztherapie verordnen, denn dann bestünde ein extrem hohes Risiko, dass Sie wieder Krebs bekommen. Trotzdem können Sie sehr viel gegen Ihre Osteoporose unternehmen. Durch die Verwendung von natürlichem Progesteron können Sie neue Knochensubstanz aufbauen, und Sie haben einen Schutz vor einem weiteren Brustkrebsrisiko. Lesen Sie auch das folgende Kapitel über Osteoporose, das Ihnen ebenfalls weiterhelfen kann.

Ich habe Angst, irgendwelche Präparate zu nehmen, durch die mein Brustkrebs wieder angeregt werden könnte.

Natürliches Progesteron erhöht das Risiko für ein erneutes Auftreten von Brustkrebs nicht, was bei einer Hormonersatztherapie jedoch durchaus der Fall sein kann. Bei Frauen mit hohem Progesteronspiegel ist das Risiko, dass die Krankheit wieder ausbricht, geringer als bei Frauen mit niedrigem Progesteronspiegel.

Kann die Verwendung von natürlichem Progesteron andere Krebsarten verhindern?

In diesem Bereich ist noch nicht genug geforscht worden, um Ihre Frage mit Bestimmtheit zu beantworten. Bekannt ist jedoch Folgendes: Der Körper erneuert seine Zellen ständig. Alle Zellen haben eine vorbestimmte Lebensdauer, nach der sie absterben, beseitigt und vom Körper durch neue, gesunde Zellen ersetzt werden sollten. Aus noch unbekanntem Grund ist das manchmal nicht der Fall; die alten Zellen bleiben und fangen an, auf die unnormale Weise zu funktionieren und zu wachsen, die als kanzerös bekannt ist. Es gibt ein Gen (BCL2), das den Vorgang blockiert und den Zellen vermittelt, wann es Zeit ist abzusterben. Dieses Gen wird durch Östrogen angeregt. Also ist es aktiver, wenn eine Östrogendominanz vorliegt.

Die Zufuhr von natürlichem Progesteron verringert die Östrogendominanz und stoppt oder verlangsamt infolgedessen die Aktivität dieses Gens. Außer dem Gen BCL2 gibt es auch ein Gen (P53), das den Zellen vermittelt, wenn es Zeit ist abzusterben. Dieses Gen wird durch Progesteron stimuliert. Durch die Zufuhr von natürlichem Progesteron wird dieses Gen daher aktiver.

Lesen Sie dazu auch Kapitel 2, S. 45.

Kapitel 6

Osteoporose

Einführung

Vor Osteoporose bzw. brüchigen Knochen haben die meisten Frauen Angst. Obwohl diese Krankheit sicher unangenehm und gefährlich ist, kommt sie nicht so häufig vor, wie man uns glauben machen will. Keinesfalls alle Frauen in den Wechseljahren leiden darunter. Das Hauptproblem ist das Fehlen von Warnsignalen, denn auch wenn die Knochen durch Osteoporose schon stark geschwächt sind, ist es praktisch unmöglich zu sagen, ob Sie an dieser Krankheit leiden. Deshalb wird sie oft als »stiller Tod« bezeichnet.

Ein weiterer häufiger Irrtum ist die Annahme, Ärzte könnten auf Grund einer bloßen Inaugenscheinnahme oder durch eine normale Röntgenuntersuchung sagen, ob Sie Osteoporose haben oder nicht. Das ist schlicht und einfach nicht möglich. Es gibt nur zwei Möglichkeiten, Osteoporose zu diagnostizieren: Erstens, wenn nach einer relativ kleinen Verletzung ein Knochen bricht, und zweitens durch eine Knochendichtemessung mit dem Computertomographen (CT). Wenn auf Grund Ihrer Lebensweise oder einer familiären Vorbelastung ein erhöhtes Osteoporose-Risiko bei Ihnen besteht, sollte Ihr Arzt daher die Knochendichte messen, um die tatsächliche Gefährdung zu beurteilen.

Der normale Lebenszyklus unserer Knochen

Knochen sind lebendes Gewebe, und wie alle anderen lebenden Gewebe in unserem Körper werden sie bis zu unserem Tod ständig erneuert. Die Zellen, die die Knochen aufbauen, heißen Osteoblasten; eine andere Gruppe von Zellen, die Osteoklasten, bauen Knochensubstanz ab. Unsere Knochendichte hängt von dem Gleichgewicht zwischen Aufbau und Abbau ab. Wenn wir jung sind und wachsen, erfolgt der Aufbau schneller als der Abbau. Über weite Strecken unseres Erwachsenenlebens halten die beiden Prozesse sich die Waage, und die Knochendichte bleibt gleich. Wenn unser Hormonhaushalt ausgeglichen ist, beginnt der Abbau mit etwa Mitte dreißig schneller zu werden als der Aufbau, und die Knochendichte nimmt um etwa 1 Prozent pro Jahr ab.

Während der Wechseljahre nimmt diese Geschwindigkeit wegen der Änderungen des Hormongleichgewichts drei oder vier Jahre lang zu; in dieser Zeit verlieren wir etwa 3 Prozent Knochenmasse pro Jahr. Danach ist das Hormongleichgewicht wieder stabil, und der Verlust an Knochenmasse reduziert sich auf 1 Prozent pro Jahr. Dieser Verlust ist normal, denn im Allgemeinen sind ältere Menschen nicht so aktiv wie junge und brauchen nicht mehr so schwere Knochen.

Gesunde Knochen

Ob die Struktur und Dichte Ihrer Knochen erhalten bleiben, hängt von vielen Faktoren ab. Dazu gehören das adäquate Vorhandensein bestimmter Hormone, die Qualität Ihrer Ernährung, Ihre Lebensweise und ob Sie ein körperliches Trainingsprogramm absolvieren. Sie können Ihr Osteoporose-Risiko einschätzen, wenn Sie sich diese Faktoren genauer anschauen. Die Liste der Risikofaktoren ist ziemlich lang, und natürlich sind manche Faktoren wichtiger als andere. Wenn Sie Osteoporose haben oder entsprechend gefährdet sind, können Sie durch eine spezielle Ernährung sehr viel dagegen tun. Vorschläge, auch zu Nahrungergänzungsmitteln, finden Sie in den Antworten ab S. 179.

Bekannte Risikofaktoren bei Osteoporose

- Familiäre Vorbelastung
- ungesunde Ernährung – unter anderem zu viel Fett, zu viel Protein
- gestörtes Essverhalten, das zu Magersucht oder Bulimie geführt hat
- Mangel an Nährstoffen – vor allem Kalzium, Magnesium, Bor, Vitamine D und C und weiteren Spurenelementen
- Rauchen
- Alkohol
- mangelnde körperliche Bewegung
- Antibabypille
- Nullipara (keine Kinder geboren haben)

- späte Pubertät
- frühe Wechseljahre
- gravierender Östrogenmangel
- Progesteronmangel
- Störungen der Nebenschilddrüsen
- Kalzitoninmangel

Östrogen kontra Progesteron

Es wird oft behauptet, Östrogen sei das wichtige Hormon zur Verhinderung des Knochenabbaus. Tatsache aber ist, dass der Knochenabbau bei Frauen ab Mitte dreißig, die also noch menstruieren und normale Östrogenspiegel haben, oft verstärkt stattzufinden scheint.

Das Hormon, das bei Frauen ab Mitte dreißig abzunehmen beginnt, ist Progesteron. Denn auch wenn sie noch regelmäßig oder ziemlich regelmäßig menstruieren, kann es sein, dass sie keinen Eisprung mehr haben, und deshalb wird kein Progesteron mehr gebildet. Und auch wenn sie in den meisten Monaten einen Eisprung haben, wird nach dem Eisprung oft nicht mehr so viel Progesteron gebildet wie vorher. Dieser sehr häufige Zustand wird als Corpusluteum-Insuffizienz bzw. Gelbkörperschwäche bezeichnet.

Progesteron hat einen direkten Einfluss auf die Zellen, die neue Knochensubstanz bilden, und regt sie zum Aufbau neuer Schichten an. Schon allein aus diesem Grund ist die Verwendung von natürlichem Progesteron eine sinnvolle Vorsichtsmaßnahme, wenn Sie Osteoporose haben oder entsprechend gefährdet sind. Die neuen, durch Progesteron aufgebauten Knochen sind kräftig, nicht alt. Östrogen dagegen, das lediglich den Abbau von Knochensubstanz verlangsamt, erhält Ihnen also Ihre alten Knochen länger und baut keine neue Knochensubstanz auf. Östrogen verlangsamt den Verlust von Knochenmasse auch nur für begrenzte Zeit (schätzungsweise zwischen sechs und acht Jahre) und nur so lange, wie Sie es nehmen. Wenn Sie es absetzen, erkennt der Körper, dass die verbliebene Knochenmasse größtenteils alt ist, und baut sie schnell ab. Am Schluss kann dann der Zustand Ihrer Knochen genauso schlecht oder noch schlechter sein als vor der Verabreichung von Östrogen.

Osteoporose: Fragen und Antworten

Ich nehme gegen meine Osteoporose die Antibabypille. Wäre natürliches Progesteron besser?

Sie bekommen gegen eine Verschlechterung Ihrer Osteoporose die Pille, weil das zusätzliche Östrogen dafür sorgt, dass die Osteoklasten, die Knochenmasse abbauen, nicht so aktiv sind. Das kann den extremen Abbau von Knochenmasse verhindern, aber nur so lange Sie Ihr Präparat nehmen. Wenn Sie es irgendwann einmal absetzen, wird die Knochenmasse, die Sie behalten haben – und die sehr alt ist –, ziemlich schnell abgebaut, und Ihr Zustand ist nicht besser als vor der Einnahme. Es ist auch fraglich, ob die Pille überhaupt diese Wirkung hat, denn sie enthält kein natürliches Östrogen.

Bei Osteoporose ist es wichtiger, dass die Osteoblasten neue Knochenmasse aufbauen. Es gibt nur ein Hormon, das die Osteoblasten anregt und Knochenmasse aufbaut:

Progesteron. Ein synthetisches Hormon oder Medikament hat diese Wirkung sicherlich nicht.

Ich nehme die Pille zur Empfängnisverhütung und gegen meine Osteoporose. Ich bin erst Mitte dreißig. Stelle ich vielleicht selbst nicht genug natürliches Progesteron her?

Solange Sie die Pille nehmen, wird Ihr Eisprung unterdrückt. Infolgedessen wird das Progesteron, das Ihr Körper normalerweise jeden Monat nach dem Eisprung herstellen würde, nicht ausgeschüttet. Also produzieren Sie, wenn Sie die Pille nehmen, weniger Progesteron, als Sie normalerweise produzieren würden. Der Knochenabbau wird dadurch vielleicht gedrosselt, der Aufbau neuer Knochenmasse aber ebenso.

Wenn Sie den Aufbau von Knochensubstanz fördern wollen, sollten Sie besser die Pille absetzen und eine andere, nicht-hormonelle Form der Empfängnisverhütung anwenden. Außerdem sollten Sie eine Creme mit natürlichem Progesteron in der zur Osteoporose-Prophylaxe empfohlenen Dosis verwenden, um die körpereigene Progesteronproduktion anzuregen.

Denken Sie auch daran, dass die Osteoblasten neben Progesteron bestimmte Nährstoffe brauchen. Sie sind in der Antwort auf S. 179 aufgelistet.

Wird meine Osteoporose schlimmer, wenn ich aufhöre, natürliches Progesteron zu verwenden?

Wenn Sie aus irgendeinem Grund mit der Verwendung von natürlichem Progesteron aufhören, bleibt die aufgebaute Knochenmasse erhalten, bis sie durch natürliche Prozesse abgebaut wird. Die Wirkung von Östrogen dagegen hört sofort auf, wenn Sie es nicht mehr nehmen, sodass es zu einem schnellen Abbau von Knochenmasse kommt.

Wenn man durch Osteoporose kleiner geworden ist, wird man dann wieder größer, wenn man natürliches Progesteron nimmt?

Wenn Sie durch Osteoporose kleiner geworden sind, liegt das daran, das ein oder mehrere Wirbelkörper zusammengebrochen sind. Durch die Verwendung von natürlichem Progesteron, die richtige Ernährung und Sport können Sie neue Knochenmasse aufbauen und den Zusammenbruch weiterer Wirbelkörper verhindern. Auch in dem zusammengebrochenen Wirbelkörper müsste dann neue Knochenmasse aufgebaut werden, aber leider wird er nicht vollständig wieder aufgebaut und erhält seine ursprüngliche Form und Größe nicht zurück. Deshalb lässt sich eine verminderte Körpergröße nicht wieder herstellen.

Ein Rückgang der Körpergröße im hohen Alter wird nicht immer durch Osteoporose verursacht. Er kann auch darauf zurückzuführen sein, dass die abpuffernden Scheiben zwischen den Wirbelkörpern mit dem Alter flacher werden.

Ich habe Angst, dass ich Osteoporose bekommen könnte, wenn ich in die Wechseljahre komme. Soll ich vorbeugend natürliches Progesteron verwenden?

Wir sollten uns darüber klar sein, dass nicht jeder Osteoporose bekommt, und es ist nie sinnvoll, Medikamente zur Verhinderung einer Krankheit zu nehmen, die Sie vielleicht gar nicht bekommen. Bei Menschen, die stark gefährdet sind, weil Sie einer Risikogruppe angehören, wäre es allerdings ratsam, natürliches Progesteron zu verwenden, bevor die Osteoporose sich voll entwickelt hat.

Damit Sie beurteilen können, ob Sie gefährdet sind, hier ein paar Faktoren:
- familiäre Osteoporose-Vorbelastung
- zarter Körperbau oder sehr schlank
- frühe Wechseljahre
- anomales Ausbleiben der Menstruation
- Essstörungen
- ernährungsbedingter Kalziummangel
- inaktive Lebensweise
- Rauchen
- Alkohol

Ich bin sicher, dass ich osteoporose-gefährdet bin. Wie kann ich es genau wissen?

Eine Osteoporose kann nur durch eine Messung der Knochendichte mit dem Computertomographen diagnostiziert werden. Sie kann nicht dadurch festgestellt werden, dass man sich Ihren Körperbau ansieht oder eine Röntgenaufnahme macht. Wenn Sie sich für gefährdet halten, sollten Sie in oder vor den Wechseljahren Ihre Knochendichte messen lassen.

Wenn Ihre Knochendichte normal ist, haben Sie keinen Grund zur Besorgnis; allerdings wäre es vernünftig, fünf Jahre später oder nach den Wechseljahren eine neue Messung durchführen zu lassen.

Wenn Ihre Knochendichte nicht mehr so gut ist, sollten

Sie Ihre Ernährung und bestimmte Gewohnheiten ändern. Lassen Sie dann die Messung der Knochendichte drei oder vier Jahre später wiederholen.

Wenn die Messung eine geringe Knochendichte ergibt, gehört die Zufuhr von natürlichem Progesteron sicher zu den hilfreichsten Maßnahmen.

Meine Ärztin sagt, ich sollte mich röntgen lassen, um meine Osteoporose zu diagnostizieren. Ist das sinnvoll?

Nein, das ist nicht die richtige Methode. Die Knochendichte, die sich in einem Röntgenbild zeigt, hängt mit der Stärke der Röntgenstrahlen zusammen, nicht mit der Dichte der Knochen. Starke Röntgenstrahlen gehen leicht durch die Knochen durch, und deshalb kann es so aussehen, als wären sie weniger dicht.

Wenn ein Radiologe auf Grund einer Röntgenaufnahme eine Osteoporose diagnostiziert oder diese Möglichkeit andeutet, müssen Sie das durch eine Messung der Knochendichte per Computertomographie überprüfen lassen. Diese Messungen arbeiten mit Standardverfahren und sind deshalb sehr viel zuverlässiger.

Der Facharzt, zu dem mein Arzt mich geschickt hat, sagt, ich hätte Osteopenie, und hat mir eine Hormonersatztherapie empfohlen. Ist das dasselbe wie eine Osteoporose?

Der Begriff Osteopenie bedeutet, dass bei Ihnen eine Entmineralisierung der Knochen und also eine Tendenz zu Osteoporose vorliegt, das heißt, dass Sie möglicherweise in Zukunft gefährdet sind. Ohne eine Messung der Knochendichte kann bei Ihnen aber weder eine Osteopenie noch eine Osteoporose diagnostiziert werden. Wenn Sie wissen, dass Sie gefährdet sind, wäre die Zufuhr von natürlichem Progesteron die beste Maßnahme, um Ihre Knochen zu schützen und die Entstehung von Osteoporose zu verhindern.

Mein Arzt hat mir wegen meiner Osteoporose Hormonersatzpräparate verordnet und gesagt, ich sollte sie mein Leben lang nehmen. Bin ich so wirklich geschützt?

Obwohl Östrogen in Form einer Hormonersatztherapie bei Osteoporose oft zur langfristigen – lebenslangen – Verwendung verschrieben wird, schützt es nicht so wie natürliches Progesteron. Gegen die Verwendung von Östrogen spricht außerdem die wenig bekannte Tatsache, dass eine Hormonersatztherapie bei jahrelanger Durchführung nicht gleichmäßig gut wirkt, das heißt, der Nutzen im ersten Jahr ist größer als im sechsten oder siebten. Wenn Sie die Hormonersatzpräparate aus irgendeinem Grund absetzen müssen – zum Beispiel weil sie zu starke Nebenwirkungen haben –, gehen die Vorteile, die der verlangsamte Knochenabbau hatte, sofort verloren, und die Knochen sind extrem anfällig für Brüche. Außerdem werden sie dann schnell von den Osteoklasten abgebaut, die bis dahin von dem Östrogen in Schach gehalten wurden.

Ich hatte vor 15 Jahren Brustkrebs und durfte daher keine Hormonersatztherapie machen. Jetzt habe ich Osteoporose. Kann ich natürliches Progesteron verwenden?

Frauen mit Brustkrebs dürfen keine Hormonersatztherapie machen, und es war gut, dass Sie das nicht getan haben. Durch die Verwendung von natürlichem Progesteron können Sie ohne irgendwelche Risiken neue Knochenmasse aufbauen. Der Brustkrebs spielt in diesem Zusammenhang keine Rolle, denn die Verwendung von natürlichem Progesteron stellt für Sie keine Gefahr dar und schützt Sie sogar in gewisser Weise davor, dass der Brustkrebs wieder auftritt.

Reicht es, wenn ich gegen meine Osteoporose natürliches Progesteron nehme?

Die Zaubermittel in der Medizin sind dünn gesät, und es reicht selten aus, nur eine einzige Sache zu machen und darauf zu vertrauen, dass sie das Problem löst. Gerade Osteoporose wird durch viele Faktoren beeinflusst, und obwohl die Verwendung von natürlichem Progesteron äußerst hilfreich ist, müssen Sie auch auf Ihre Ernährung achten und sicherstellen, dass Sie die richtigen Nährstoffe im richtigen Verhältnis zu sich nehmen. Es sind verschiedene Nahrungsergänzungsmittel für gesunde Knochen im Handel, deren Einnahme Sie in Erwägung ziehen sollten; aber sorgen Sie auch dafür, dass Sie nicht nur Kalzium und Magnesium, sondern auch Bor und die Vitamine C und D in geeigneten Mengen zuführen. Ein Ernährungsberater kann Ihnen bei der Zusammenstellung helfen.

Regelmäßiges Hanteltraining ist wichtig – aber lassen Sie das Wort »Training« nicht zu einer fixen Idee werden. Beim Gehen, Hüpfen und Tanzen tragen Sie ebenfalls Gewicht, und wenn diese Aktivitäten Ihnen Spaß machen, kommen sie Ihnen nicht wie eine Qual vor. Sie müssen selbst entscheiden, wie engagiert Sie die Vermeidung von

Osteoporose-Problemen angehen wollen, aber es ist wichtig, dass Sie etwas finden, das Ihnen Spaß macht, denn dann sind Sie eher bereit, es regelmäßig zu machen.

Ist man irgendwann zu alt dafür, dass natürliches Progesteron gegen Osteoporose etwas ausrichtet?

Nein, Ihre Knochen werden ab- und aufgebaut, solange Sie leben, und deshalb ist es nie zu spät, mit der Verwendung von natürlichem Progesteron zu beginnen und so in den Genuss einer verbesserten Knochendichte zu kommen. Je älter Sie sind, desto wichtiger ist es, sich gegen brüchige Knochen zu schützen; lassen Sie sich auf Grund Ihres Alters also nicht davon abhalten, etwas zu tun. Da Nebenwirkungen von natürlichem Progesteron nicht bekannt sind, braucht es Sie nicht zu beunruhigen, es für den Rest Ihres Lebens zu verwenden.

Wie viel natürliches Progesteron soll ich zur Osteoporose-Prophylaxe verwenden?

Das kommt auf Ihr Alter und Ihren Hormonstatus an. Allgemein gesagt gibt es zwei Alternativen:

1. Wenn Sie noch nicht in den Wechseljahren sind, müssten Sie einigermaßen regelmäßige Blutungen und regelmäßig einen Eisprung haben. Dann müssten Sie auch so viel Progesteron produzieren, dass eine Osteoporose verhindert wird, und dürften keine zusätzliche Zufuhr brauchen. Aber wenn Ihre Knochendichte für Ihr Alter gering ist – was eine Messung der Knochendichte zeigt –, sollten Sie Ihren Arzt bitten, in der zweiten Zyklushälfte Ihren Progesteronspiegel im Blut oder im Speichel zu be-

stimmen. Das zeigt, ob Sie einen Eisprung haben oder nicht und ob Sie genug Progesteron produzieren. Wenn Sie einen Eisprung haben und die Hormonspiegel normal sind, müssen Sie den Grund für Ihre Osteoporose anderswo suchen. Da es schwierig sein kann, ihn zu identifizieren, brauchen Sie dazu wahrscheinlich einen Arzt. Weil Sie die Wechseljahre noch vor sich haben, wollen Sie wahrscheinlich nicht, dass die Verabreichung von Progesteron die Funktion Ihrer Eierstöcke beeinträchtigt. Deshalb sollten Sie etwa 20–30 Milligramm Progesteron-Creme vom Tag des erwarteten Eisprungs bis zum Tag vor dem erwarteten Einsetzen Ihrer Menstruation verwenden. Der Eisprung findet normalerweise 14 Tage vor dem Einsetzen der Menstruation statt. Das ist auch dann der Fall, wenn Ihr Zyklus länger oder kürzer als die durchschnittlichen 28 Tage ist.

2. Frauen nach den Wechseljahren brauchen sich um den Eisprung oder einen Menstruationszyklus nicht zu kümmern; sie sollten etwa 20 Milligramm natürliche Progesteron-Creme verwenden, und zwar täglich bis auf fünf Tage im Kalendermonat. Diese Pause soll verhindern, dass die Progesteronrezeptoren unempfänglich werden. Am einfachsten ist es, wenn Sie sich für einen Zeitraum entscheiden, an den Sie sich gut erinnern können – zum Beispiel die erste oder die letzte Woche im Monat –, und ihn zu Ihrer progesteronfreien Woche machen. Frauen, die die Wechseljahre hinter sich haben, das natürliche Progesteron nur gegen Osteoporose verwenden und nicht wegen irgendwelcher anderer Wechseljahrsbeschwerden, brauchen die Creme nur einmal täglich zu verwenden.

Wenn auch andere Symptome vorliegen, ist es wirksamer, zwei Mal täglich die halbe Dosis zu nehmen, weil so der Hormonspiegel im Blut gleichmäßiger bleibt.

Ich habe Osteoporose und kann keine Hormonersatztherapie machen. Meine Ärztin möchte, dass ich Fosamax (Wirkstoff: Alendronsäure, ein Bisphosphonat) nehme. Könnte ich stattdessen natürliches Progesteron verwenden?

Auf jeden Fall. Es würde Ihre Osteoblasten anregen, und wenn Sie zusätzlich alle notwendigen Nährstoffe nehmen und Hantelübungen machen, müssten Sie neue Knochenmasse aufbauen.

Fosamax ist ein unangenehmes Medikament. Sie müssen nach der Einnahme mindestens eine halbe Stunde lang eine aufrechte Position einnehmen. Das soll verhindern, dass das Medikament Geschwüre verursacht – es kann sogar Löcher in die Speiseröhrenwand fressen. Es beeinflusst die Osteoklasten und scheint sie zu vergiften, sodass sie nicht mehr arbeiten. Infolgedessen wird der Knochenabbau gestoppt. Das Medikament sammelt sich auch in sehr kleinen Mengen in den Osteoblasten an, aber eine Wirkung auf sie wird in der Literatur nicht erwähnt. Aber da es die Tätigkeit der Osteoklasten stoppt, erscheint es logisch, dass es auch die Osteoblasten an der Arbeit hindern kann. Auf jeden Fall wirkt es eher wie ein Hormonersatzpräparat: Es verlangsamt den Abbau von Knochenmasse, regt aber nicht den Aufbau neuer Knochenmasse an.

Mir ist geraten worden, Didronel (Wirkstoff: Editronat-dinatrium, ein Bisphosphonat-Kalzium-Präparat) und zusätz-

lich Kalzium gegen meine Osteoporose zu nehmen. Wirkt natürliches Progesteron genauso?

Progesteron baut Ihre Knochen besser auf das Didronel, und zwar ohne Nebenwirkungen. Progesteron regt die Osteoblasten an, die neue Knochensubstanz aufbauen. Didronel dagegen verlangsamt nur den Abbau von Knochensubstanz. Endergebnis ist oft, dass die Knochen, die Sie haben, an Stärke verlieren, weil manche Mineralstoffe aus dem Knochen ausgeschwemmt werden. Das soll durch das zusätzliche Kalzium aufgefangen werden, das jedoch bei manchen Menschen Nierensteine verursachen kann.

Ich habe nur noch sehr unregelmäßige Blutungen, und bei mir ist Osteoporose festgestellt worden. Ich habe 18 Monate lang natürliches Progesteron verwendet, auf meine Ernährung geachtet und Sport getrieben, aber meine Knochendichte hat sich nicht verbessert. Was mache ich falsch?

Offenbar tun Sie wirklich alles, um Ihre Knochendichte zu verbessern, und es muss sehr enttäuschend für Sie sein, dass Sie keine positive Veränderung feststellen. Sie sagen, dass Sie nur noch sehr unregelmäßige Blutungen haben. Möglicherweise haben Sie einen sehr niedrigen Östrogenspiegel. Östrogene spielen insofern bei der Vorbeugung von Osteoporose eine Rolle, als sie einen exzessiven Abbau der Knochensubstanz verhindern. Wenn Ihr Östrogenspiegel sehr niedrig ist, könnte es sein, dass das natürliche Progesteron zwar den Aufbau neuer Knochensubstanz fördert, der durch den Östrogenmangel bedingte Knochenabbau aber noch schneller erfolgt.

Bei Frauen vor den Wechseljahren scheint zur Verhinderung dieses exzessiven Abbaus ein sehr viel höherer Östrogenspiegel erforderlich zu sein als bei Frauen nach den Wechseljahren. Es könnte sich durchaus lohnen, außer dem natürlichen Progesteron auch natürliches Östrogen zu nehmen. Sie brauchen dazu einen Arzt, der sich auf diesem Gebiet auskennt und Ihnen hilft, das für Sie richtige Verabreichungsschema auszuarbeiten.

Bei mir wurde eine Messung der Knochendichte durchgeführt, aber ich verstehe die Ergebnisse nicht.
Messungen der Knochendichte per Computertomographie sind sehr schwer zu interpretieren. Deshalb wird Frauen manchmal gesagt, sie hätten eine starke Osteoporose – was ziemlich beängstigend sein kann –, obwohl sie in Wirklichkeit eine Osteopenie (Entmineralisierung der Knochen) haben.

Die Ergebnisse einer Knochendichtemessung werden als Zahlenwert und als grafische Darstellung ausgewiesen. Für die meisten Menschen ist die Abbildung leichter zu verstehen. Sie zeigt im Allgemeinen eine schräge Linie, die von links nach rechts abfällt. Das ist die durchschnittliche normale Verringerung der Knochendichte von Frauen. Bei Männern sieht die Abbildung etwas anders aus.

Ober- und unterhalb dieser »Durchschnittslinie« sind zwei schattierte Bereiche, die parallel zu ihr laufen. Außerdem sehen Sie auf der Abbildung über Ihrem Alter eine Markierung. Sie zeigt Ihre Knochendichte an. Wenn die Markierung auf oder über der »Durchschnittslinie« ist, brauchen Sie sich keine Sorgen zu machen. Wenn Ihre Markierung sich in dem schattierten Bereich unterhalb der Linie befindet, haben Sie eine Form der Osteoporose, die als Osteoponie bezeichnet wird, und müssen sich klarmachen, dass Sie unter dem Durchschnitt liegen und gefährdet sind. Wenn Ihre Markierung unterhalb des schattierten Bereichs liegt, haben Sie Osteoporose und müssen sofort etwas dagegen unternehmen. Wenn Ihr Arzt Ihnen nur die Zahlen nennt, sollten Sie ihn bitten, Ihnen auch die Abbildungen zu zeigen.

Ich verwende jetzt seit einiger Zeit natürliches Progesteron. Bei meiner letzten Knochendichtemessung sagte mir mein Arzt, meine Knochendichte wäre 2,5 unter Standardabweichung, und das wäre sehr gut. Was bedeutet das?

»Standardabweichung« ist ein Begriff aus der Statistik, der sich auf eine Abweichung vom Durchschnittswert bezieht, die akzeptabel ist und sich innerhalb des Toleranzbereichs befindet. Wenn Ihr Ergebnis außerhalb dieses Bereichs liegt, gilt es als anomal.

Die Weltgesundheitsorganisation hat auf ihrer Messskala für die Knochendichte einen Wert festgelegt, ab dem ein diesbezügliches Krankheitsbild als Osteoporose bezeichnet wird. Wenn Ihr Wert mehr als 2,5 Prozent unter dem Toleranzbereich liegt, werden Sie als osteoporosekrank klassifiziert, und es wird von »mehr als 2,5 unter Standardabweichung« gesprochen. Mit anderen Worten: Diese statistische Ausdrucksweise ist für Statistiker auf der ganzen Welt eine nützliche Angabe, verwirrt aber im Allgemeinen die Patientinnen genauso wie manche Ärzte.

Kapitel 7

Progesteron für Männer

Einführung

Oft wird vergessen, dass nicht nur Frauen, sondern auch Männer in ihrem Körper Progesteron herstellen. Der Progesteronspiegel von Männern bleibt bis zum Alter von 60 oder sogar 70 Jahren relativ konstant. Dann fällt er ab, und es finden weitere Hormonveränderungen statt. Die Testosteronspiegel fallen, und statt Testosteron überwiegt nun Dihydrotestosteron. Die Östrogenspiegel steigen. Es ist nicht klar, ob diese hormonellen Veränderungen unabhängig voneinander stattfinden oder ob die Verringerung des Progesterons die des Testosterons beschleunigt. Sicher ist jedoch, dass eine adäquate Progesteronproduktion für die Gesundheit und das Wohlbefinden von Männern sehr wichtig ist.

Der Hormonverlauf bei Männern

Die Hirnanhangsdrüse von Männern produziert sowohl das follikelstimulierende Hormon (FSH) als auch das luteinisierende Hormon (LH). Wenn ein Junge in die Pubertät kommt, beginnt der Hypothalamus mit der Ausschüttung des gonadotropinstimulierenden Hormons. Dieses beeinflusst die Hirnanhangsdrüse, die daraufhin FSH und LH auszuschütten beginnt. FSH bewirkt eine Vergrößerung der Hoden und die Produktion von Sperma. LH beeinflusst die nach ihrem Entdecker benannten Leydig-Zellen in den Hoden, die Progesteron herstellen. Dieses wird zum Teil in Testosteron umgewandelt, der Rest bleibt Progesteron. Männer stellen auch Östrogene her, und zwar in den Hoden und in den Fettzellen. Das Progesteron wird in wesentlich geringeren Mengen als bei Frauen ausgeschüttet – etwa 5 bis 15 Milligramm pro Tag –, dafür aber täglich und regelmäßig. Bei Frauen ist das bekanntlich anders: Ihre Progesteronausschüttung unterliegt monatlichen Schwankungen. Genauso wie bei Frauen existiert auch bei Männern ein komplexer Feedback-Mechanismus, der in ihrem Fall zwischen den Hirnanhangsdrüsen-Hormonen und den in den Hoden hergestellten Hormonen abläuft.

Veränderungen des Hormongleichgewichts bei älteren Männern

Es ist allgemein bekannt, dass die sexuelle Aktivität von Männern mit dem Alter oft abnimmt, aber es ist nicht klar, ob dies am zunehmenden Alter, an einer Verringerung der generellen Fitness, an Veränderungen der Hormonspiegel oder an einer wie immer gearteten Kombination dieser Faktoren liegt. Alle Frauen kommen in die Wechseljahre und erleben die damit zusammenhängenden Veränderungen des Hormongleichgewichts, aber nicht alle Männer. Und wenn sich bei Männern das Hormongleichgewicht ändert, dann in einem höheren Alter als bei Frauen. Die bei Männern stattfindenden Veränderungen hängen im Allgemeinen mit dem Ansteigen des Östrogenspiegels zusammen. Er verursacht die Feminisierung, die sich manchmal bei älteren Männern beobachten lässt, zum Beispiel die Entwicklung von Fettgewebe an den Brüsten und der verringerte Bartwuchs. Der Progesteron- und der Testosteronspiegel fallen; dabei korreliert der Rückgang des Testosterons oft mit einer Erhöhung des Dihydrotestosterons, einer anderen Form von Testosteron, die aggressiver zu wirken scheint als Testosteron selbst. Möglicherweise ist sie die Ursache für Prostatakrebs.

Wichtig ist, dass der Progesteronspiegel fällt. Wir wissen, dass Progesteron Frauen vor der anregenden Wirkung von Östrogen schützt. Dieselbe Schutzwirkung hat es bei Männer in Bezug auf die anregende Wirkung von Testosteron und Dihydrotestosteron. Progesteron wirkt dabei auf zweierlei Weise: Erstens beeinflusst es die in fast allen Körpergeweben befindlichen Progesteronrezeptoren direkt; zweitens konkurriert es mit Testosteron um die Rezeptoren.

Obwohl die Wirkung und die Rolle von Progesteron bei Männern kaum erforscht ist, können mit diesem Hormon offenbar die verschiedensten gesundheitlichen Störungen behandelt werden. Dabei greift man auf die Kenntnis der männlichen Physiologie – der Funktionsweise von Körpergeweben – und auf die Erfahrungen zurück, die aus der Beobachtung der Wirkung von natürlichem Progesteron bei männlichen Patienten gewonnen wurden. Künftige Studien werden vielleicht ergeben, dass natürliches Progesteron für Männer ein genauso zentrales Hormon ist wie für Frauen.

Progesteron für Männer: Fragen und Antworten

Können Männer eine Östrogendominanz haben?

Wie in der Einleitung dargestellt, steigt der Östrogenspiegel bei Männern, wenn sie älter werden, sodass sie sich weniger oft rasieren brauchen und aus Fettgewebe bestehende »Brüste« bekommen. Das könnte man als Östrogendominanz bezeichnen, und die Zufuhr von natürlichem Progesteron könnte günstig sein. Wir dürfen nicht vergessen, dass auch Männer den schädlichen Fremdöstrogenen in der Umwelt ausgesetzt sind, die auf sie eine genauso östrogenähnliche Wirkung haben wie auf Frauen. Diese durch die Umweltverschmutzung bedingte Östrogendominanz kann manchmal die Ursache für die geringe Anzahl der Spermien sein, die sich oft bei ansonsten fitten und gesunden Männern findet.

Meine Frau verwendet eine Creme mit natürlichem Progesteron. Bewirkt die Creme etwas bei mir, wenn sie auf meine Haut gerät?

Da brauchen Sie sich keine Sorgen zu machen. Erstens ist die Menge, die auf Ihre Hautoberfläche geraten könnte, nachdem Ihre Frau die Creme eingerieben hat, so gering, dass Ihre Haut sie wahrscheinlich gar nicht absorbieren würde. Und auch wenn Sie die gleiche Menge Creme, die Ihre Frau verwendet, direkt auf Ihre Haut auftragen würden, wären das nur etwa 20 Milligramm. Den meisten ist nicht bewusst, dass Männer normalerweise täglich zwischen 5 und 15 Milligramm Progesteron produzieren. Das zusätzliche Progesteron, das Ihre Frau verwendet, dürfte nicht problematisch für Sie sein.

Denken Sie auch daran, dass nicht Progesteron das feminisierende Hormon ist, sondern Östrogen. In der Gebärmutter bekommen alle Babys, auch Jungen, sehr hohe Progesteronmengen ab.

Ist die Zufuhr von natürlichem Progesteron für Männer ungefährlich?

Progesteron ist ein Hormon, das von Männern auf ganz normale Weise in den Nebennieren und in den Hoden produziert wird. Es ist eine Vorstufe für adrenokortikoide Hormone und Testosteron; das zeigt, dass es eine sehr wichtige Rolle spielt.

Die Zufuhr von natürlichem Progesteron bei Männern ist sehr wenig erforscht, aber in der über 30-jährigen Verwendung durch Frauen wurden keine Nebenwirkungen beobachtet, und es deutet nichts darauf hin, dass eine Verwendung in niedriger Dosierung irgendwie gefährlich wäre.

Wie hoch ist die Durchschnittsdosis natürlichen Progesterons für Männer?

Das hängt bis zu einem gewissen Grad von dem Grund ab, aus dem Sie das natürliche Progesteron verwenden. Männer produzieren durchschnittlich zwischen 5 und 15 Milligramm Progesteron täglich, und wenn sie die Creme verwenden, nehmen sie normalerweise eine kleinere Dosis als Frauen. Wahrscheinlich ist es für die meisten Männer ausreichend, mit einem achtel bis einem viertel Teelöffel pro Tag zu beginnen.

Sollten Männer, die Progesteron verwenden, genauso oft pausieren, wie es Frauen empfohlen wird?

Theoretisch wäre es vernünftig, das natürliche Progesteron täglich zu verwenden. In der Praxis scheint es jedoch besser zu wirken, wenn Männer es drei bis fünf Tage im Monat absetzen, genauso wie es Frauen in oder nach den Wechseljahren empfohlen wird. Möglicherweise arbeiten die Rezeptoren besser, wenn sie nicht ständig dem Bombardement der Progesteron-Creme ausgesetzt sind, sondern die Möglichkeit haben, sich zu erholen.

Woran zeigt sich eine Osteoporose bei Männern?

Weder bei Männern noch bei Frauen gibt es frühe Warnsignale für Osteoporose. Die Risikofaktoren sind bei beiden Geschlechtern gleich: Fehlernährung, Bewegungsmangel, zu viel Nikotin und Alkohol. Ein weiterer Risikofaktor bei Männern ist ein niedriger Testosteronspiegel. Es gibt nur zwei Möglichkeiten, Osteoporose zu diagnostizieren. Erstens, wenn ein Wirbelkörper zusammenbricht oder es durch kleine Verletzungen oder geringen Druck zu einem Knochenbruch kommt. Zweitens durch eine Messung der Knochendichte.

Sind Männer von Osteoporose genauso betroffen wie Frauen?

Bei einer Osteoporose nimmt die Knochendichte ab, die vom Gleichgewicht zwischen Knochenauf- und Knochenabbau abhängt. Der Vorgang ist bei Frauen eingehend untersucht worden, bei Männer jedoch nicht. Offenbar ist für Männer eine Kombination aus Östrogenen, Progesteron und Testosteron für eine gleich bleibende Knochendichte notwendig. Östrogen verlangsamt den Abbau bestehender Knochensubstanz, während Progesteron den Aufbau neuer Knochensubstanz anregt; allerdings scheint bei Männern Testosteron für den Erhalt der Knochendichte am wichtigsten zu sein. Die Zufuhr von natürlichem Progesteron kann hilfreich sein, weil Progesteron eine Vorstufe von Testosteron ist.

Mein Mann hat sich beim Rugby-Spielen den Arm gebrochen, und man hat ihm gesagt, er hätte Osteoporose. Ist es jetzt zu spät, etwas dagegen zu unternehmen?

Nein, es ist nie zu spät, etwas gegen Osteoporose zu tun. Ein Bruch kann auf herkömmliche Weise durch eine Operation oder einen Gipsverband behandelt werden. Wenn Ihr Mann Osteoporose hat und nichts dagegen tut, kann es sein, dass der Knochen nicht mehr heilt. Aber wenn Ihr Mann anfängt, auf seine Gewohnheiten, seine Ernährung und seine Hormonspiegel zu achten, kann er seine Knochendichte verbessern und sogar seine Osteoporose beheben. Es wäre sicher sinnvoll, ein bisschen natürliches Progesteron zu verwenden, um die Osteoblasten zu stimulieren und die Testosteronproduktion anzuregen.

Ich habe einen zusammengebrochenen Wirbelkörper. Wie viel natürliches Progesteron soll ich nehmen, um ihn wieder aufzubauen?

Wenn ein Wirbelkörper erst einmal zusammengebrochen ist, kann man kaum etwas tun, um ihn wieder aufzubauen. Trotzdem sollten Sie die Zufuhr von natürlichem Progesteron in Erwägung ziehen, denn offenbar sind Sie gefährdet, und dies könnte weitere Schäden, die durch Osteoporose verursacht werden, zum Beispiel Knochenbrüche, verhindern.

Kann natürliches Progesteron eine Vergrößerung der Prostata verhindern?

Eine vergrößerte Prostata – bzw. eine gutartige Prostata-Hypertrophie, wie es richtig heißt – ist bei mittelalten und älteren Männern ein häufiges Krankheitsbild. Die Prostata, die unterhalb der Blase liegt, wird größer. Infolgedessen kann es sein, dass das Wasserlassen schwierig wird. Die Ursache für diese Vergrößerung ist nicht bekannt, hat aber eindeutig mit dem Alterungsprozess zu tun. Zwischen vierzig und sechzig Jahren wird das Muskelgewebe in der Prostata durch Fasergewebe ersetzt, und die Lymphzellen in der Prostata nehmen zu. Diese Veränderungen scheinen mit den Testosteronspiegeln zusammenzuhängen; da Progesteron eine Vorstufe der Testosteronproduktion ist, könnte seine Verwendung hilfreich sein.

Es wäre auch ratsam, Nahrungsergänzungsmittel gegen Prostataprobleme zu nehmen, zum Beispiel solche, die Sägepalme enthalten.

Kann natürliches Progesteron verhindern, dass eine vergrößerte Prostata zu Krebs führt?

Eine gutartige Hypertrophie der Prostata ist kein Krebs und wird nicht zu Krebs. Das bedeutet nicht, dass sich in einer vergrößerten Prostata kein Krebs entwickeln kann; das ist möglich, aber es handelt sich um zwei verschiedene Krankheitsverläufe. Man muss sich vor Augen führen, dass sich Prostatakrebs in einer normal großen Prostata entwickeln kann und Symptome erst in den späten Stadien auftreten. Deshalb sollten Männer ab vierzig regelmäßig Blutuntersuchungen durchführen lassen, durch die Prostatakrebs im Frühstadium erkannt werden kann. Der Test wird als PSA- bzw. prostataspezifischer Antigentest bezeichnet; ist das Antigen reichlich vertreten, weist dies auf die Möglichkeit von Prostatakrebs in.

Ich habe Prostatakrebs, will aber weder eine Operation noch die von meinem Arzt empfohlenen Medikamente. Was kann ich sonst noch tun?

Prostatakrebs ist ein schleichender Krebs und wächst nicht schnell. Deshalb lohnt es sich, weniger drastische Maßnahmen auszuprobieren als die, die Ihr Arzt vorschlägt. Wichtig ist, dass Sie eine Blutuntersuchung machen lassen, um Ihren PSA-Spiegel zu bestimmen (PSA = Prostataspezifisches Antigen); so lässt sich feststellen, wie schnell Ihr Krebs wächst. Wenn der Wert steigt, wächst der Krebs; nimmt er ab, lässt dies auf eine Besserung schließen.

Obwohl die Verwendung von natürlichem Progesteron bei der Behandlung von Krebs nicht speziell erforscht wurde, liegen aus den letzten Jahren ein paar interessante Berichte von Patienten vor, bei denen durch Blutuntersuchungen und Biopsien Prostatakrebs diagnostiziert worden war. Bei diesen Patienten wurde festgestellt, dass der PSA-Spiegel im Blut auf normale Werte fiel, nachdem sie etwa ein Jahr lang natürliches Progesteron verwendet hatten.

Es gibt auch den Bericht über einen Patienten, bei dem nach Prostatakrebs Metastasen in den Knochen diagnostiziert wurden und der längere Zeit natürliches Progesteron verwendete. Als er sich erneut von einem Arzt untersuchen ließ, konnte dieser die sekundären Tumoren nicht mehr finden. Wie es zu dieser offensichtlich positiven Wirkung von natürlichem Progesteron gekommen ist, ist nicht klar. Möglicherweise hängt sie damit zusammen, dass Progesteron eine Vorstufe von Testosteron ist. Wenn Männer älter werden, neigen sie dazu, weniger Testosteron und mehr Dihydrotestosteron zu produzieren, das auf die Zellen eine sehr stark anregende Wirkung zu haben scheint. Progesteron könnte das Dihydrotestosteron neutralisieren, sodass der Testosteronspiegel gleich bleibt.

Man nimmt auch an, dass Progesteron die genetische Kodierung bestimmter Zellen beeinflusst und so die Entstehung abnormer Zellen verhindert.

Kann natürliches Progesteron Herzinfarkte bei Männern verhindern, was für Frauen ja behauptet wird?

Wir müssen uns klarmachen, dass Herzinfarkte bei Männern andere Ursachen haben als bei Frauen. Herzinfarkte bei Männern entstehen meist dadurch, dass die Koronararterien durch Atherome verstopft werden. Das sind Substanzen, die sich in den Arterienwänden ablagern, weil zu viel Cholesterin und Fett im Blut zirkulieren. Die Ablagerungen rauen die Arterienwände auf, sodass das Blut langsamer durchfließen muss. Wenn Blut langsamer wird, neigt es dazu, Gerinnsel zu bilden. Die Kombination von Ablagerungen und Gerinnseln kann die Arterie verstopfen, das heißt, sie wird, ähnlich wie Wasserleitungen durch hartes Wasser, immer enger. Die Verengung der Arterie ist im Allgemeinen ein langsamer Vorgang, der sich über geraume Zeit hinzieht, und oft hat ein Mann mehrere kleine Infarkte, sozusagen als Warnung.

Bei Frauen sind verengte Koronararterien selten; zu einem Herzinfarkt kommt es meist, weil die Koronararterien sich verkrampfen. Das kann an einer Östrogendominanz liegen, und es ist gezeigt worden, dass die Verwendung von Progesteron die Krampfneigung abstellt. Auch bei Männern mit Atheromen in den Koronararterien sind Krämpfe möglich, vor allem wenn ihre Östrogenspiegel steigen. Deshalb könnte es für Männer, die Anzeichen einer Östrogendominanz zeigen, durchaus sinnvoll sein, natürliches Progesteron zuzuführen, es könnte den Druck auf die Koronararterien verringern, wenn das Herz sich verkrampft.

Könnte Progesteron meinem Vater helfen, der unter Demenz leidet?

Sowohl bei Männern als auch bei Frauen weist das Gewebe im Gehirn mehr Progesteronrezeptoren auf als jedes andere Körpergewebe. Am höchsten konzentriert sind die Progesteronrezeptoren in dem Hirnareal, das als limbisches System bezeichnet wird. Das ist der Bereich des Gehirns, der mit den Gedanken und Gefühlen in Verbindung steht. Wenn dieser Bereich nicht richtig funktioniert, kommt es zu Denk- und Gefühlsstörungen, wie man sie etwa bei Demenz findet. Möglicherweise ist Progesteronmangel die Ursache für diese Art der Fehlfunktion. Wir wissen, dass Depressionen und Stimmungsschwankungen bei Frauen manchmal auf einen Mangel an Progesteron zurückzuführen sind und dass die Zufuhr von natürlichem Progesteron oft eine Besserung bewirkt. Auch einige Formen von Demenz scheinen sich durch die Verwendung von Progesteron zu bessern, und da es keine Nebenwirkungen hat, sollte man es ausprobieren.

Ich bin erst dreißig und bekomme allmählich eine Glatze. Könnte natürliches Progesteron den Haarausfall stoppen?

Die Glatzenbildung bei Männern scheint sehr viel mehr mit genetischen Faktoren als mit Hormonen zu tun zu haben. Wenn auch bei Ihnen die Gene die Ursache sind, wird die Zufuhr von natürlichem Progesteron wahrscheinlich nicht viel bewirken. Allerdings scheint die Glatzenbildung bei Männern mit einem hohen Testosteronspiegel zusammenzuhängen. Weil Progesteron eine Vorstufe von Testosteron ist, könnte man erwarten, dass die Zufuhr von natürlichem Progesteron das Problem verschlimmert. Aber das scheint nicht der Fall zu sein, und die Verwendung von natürlichem Progesteron trägt manchmal dazu bei, die Glatzenbildung zu stoppen und sogar den Haarwuchs anzuregen. Das liegt möglicherweise daran, dass Testosteron und Progesteron in manchen Geweben um die Rezeptoren konkurrieren, und wenn Progesteron den Rezeptor besetzt, kann Testosteron ihn nicht mehr beeinflussen.

Bitten Sie Ihren Arzt, auch zu überprüfen, ob Sie Anämie haben und ob Ihr Eisen- und Ihr Ferritinspiegel normal sind. Ferritin ist ein eisenspeicherndes Protein, das heißt, es zeigt, wie hoch der Eisenspiegel in Ihrem Körper ist. Ein niedriger Eisenspiegel kann bei Männern und Frauen Haarausfall verursachen. Verschiedene pflanzliche Mittel sein bei Anämie hilfreich, und vielleicht lohnt es sich, sie auszuprobieren.

Wir versuchen, ein Baby zu bekommen, aber Tests zeigen, dass die Spermienanzahl meines Partners verringert ist. Könnte natürliches Progesteron uns helfen?

Für eine verringerte Spermienanzahl gibt es mehrere Ursachen. Viele haben nicht mit den Hormonspiegeln zu tun, sondern mit technischen Gründen oder leichteren Infektionen, die Ihr Partner jetzt hat oder früher hatte. Am besten wäre es, wenn Sie einen Experten für dieses Thema konsultieren würden. Die Verwendung von natürlichem Progesteron wäre wahrscheinlich unklug, denn eine Studie hat ergeben, dass die Spermienanzahl von körperlich fitten jungen Männern zurückging, wenn sie natürliches Progesteron verwendeten; wenn sie es absetzten, normalisierte sich die Zahl schnell wieder. Den Männern war das natürliche Progesteron nicht aus medizinischen Gründen verordnet worden, sondern die Verabreichung war Teil eines Versuchs an einem Sport-College in England, bei dem getestet werden sollte, welche Wirkung Progesteron und andere Substanzen bei Stress auf den Körper haben.

Die Ernährung spielt eine zentrale Rolle; weitere Anregungen zum Thema Fruchtbarkeit finden Sie im Kapitel »Nützliche Adressen« und in den folgenden beiden Antworten.

Ich habe eine verringerte Spermienanzahl, und mein Arzt sagt, das läge an einem hohen Prolaktinspiegel. Er hat mir Bromocriptin gegeben, um den Prolaktinspiegel zu senken, aber damit fühle ich mich sehr schlecht. Könnte natürliches Progesteron mir helfen?

Das ist eine interessante und ziemlich schwer zu beantwortende Frage. Fest steht, dass die Zufuhr von Progesteron bei Frauen den Spiegel an Prolaktin – das von der Hirnanhangsdrüse ausgeschüttet wird – senkt, und deshalb kann man mit einer gewissen Berechtigung annehmen, dass es diese Wirkung auch bei Männern hat. Wir wissen auch, dass überschüssiges Prolaktin den Östrogen- und den Testosteronspiegel bei Männern senkt, und das hat sicher einen Einfluss auf die Anzahl der Spermien. Wir haben nicht genug Informationen, um sicher zu sein, aber eine kleine Versuchsreihe, bei der körperlich fitte, gesunde, junge Männer natürliches Progesteron verwendeten, um die Wirkung zu testen, hat ergeben, dass ihre Spermienzahl im Verlauf der Behandlung abnahm. Sie wurde wieder normal, sobald sie das Hormon absetzten.

Möglicherweise wäre es hilfreich, das natürliche Progesteron kurzzeitig zur Senkung des Prolaktinspiegels zu verwenden und es dann abzusetzen; es könnte nämlich durchaus sein, dass der einmal verringerte Prolaktinspiegel nicht wieder ansteigt. Oft ist nämlich nicht klar, warum der Prolaktinspiegel steigt, es sei denn als Ergebnis eines Tumors in der Hirnanhangsdrüse; und wenn der Prolaktinspiegel einmal niedrig ist, bleibt er oft auch niedrig.

Stress scheint bei der Erhöhung des Prolaktinspiegels eine wichtige Rolle zu spielen; auch damit müssten Sie sich gegebenenfalls auseinander setzen.

Mein Arzt will meinem Mann kein Viagra verschreiben, und jetzt fragen wir uns, ob natürliches Progesteron gegen Impotenz helfen könnte?

Medikamente sind oft die bevorzugte Therapie bei Impotenz; sie ist schwer zu behandeln, weil dabei so viele Faktoren mit hineinspielen. Viagra ist ein Medikament, dem man in manchen Fällen von Impotenz eine gewisse Nützlichkeit nicht absprechen kann, aber es hat starke Nebenwirkungen, die Ihr Arzt im speziellen Fall Ihres Mannes wahrscheinlich in seine Überlegungen einbeziehet. Es darf zum Beispiel nicht Männern verabreicht werden, die bereits Medikamente gegen Bluthochdruck oder Depressionen bekommen; außerdem sind mehrere Todesfälle mit seiner Verwendung in Zusammenhang gebracht worden.

Die körperlichen Ursachen für Impotenz können zu tun haben mit den Nebenwirkungen von Medikamenten, Alkohol- oder Drogenmissbrauch, Gefäßerkrankungen, einem niedrigen Testosteronspiegel, zu wenig Zink, einem hohen

Cholesterinspiegel, endokrinen Störungen, etwa einer Schilddrüsenunterfunktion, und neurologischen Störungen, zum Beispiel Parkinson und multiple Sklerose.

Es gibt keine Hinweise darauf, dass Impotenz mit einem niedrigen Progesteronspiegel in Zusammenhang steht. Manchmal hängt sie mit einem niedrigen Testosteronspiegel zusammen; da Progesteron eine Vorstufe von Testosteron ist, kann es sein, dass die Zufuhr von natürlichem Progesteron sich positiv auswirkt, aber die Zufuhr von Testosteron wäre besser. Bitten Sie Ihren Arzt, diese Möglichkeit in Erwägung zu ziehen, und suchen Sie auch nach alternativen Behandlungsmöglichkeiten.

Aus den USA wird berichtet, dass die chinesische Heilpflanze Tribulis terrestris bei Impotenz und Unfruchtbarkeit eine positive Wirkung hat und den Testosteronspiegel erhöht. Andere oft empfohlene Zusatzpräparate sind Damiana, Gingko biloba, Ashwanganda, Ginseng, Lycopen, Arginin, Zink und ausreichend essenzielle Fettsäuren in der Nahrung.

Würde die Verwendung von natürlichem Progesteron meinen Sexualtrieb verstärken?

Das Hormon, das bei Männern für den Sexualtrieb am entscheidendsten ist, ist Testosteron. Progesteron ist zwar eine Vorstufe von Testosteron, aber es gibt keine Beweise dafür, dass die Zufuhr von natürlichem Progesteron den Sexualtrieb bei Männern verstärkt. Bei Frauen ist das so, aber das hängt damit zusammen, dass zur Zeit des Eisprungs normalerweise größere Mengen Progesteron gebildet werden. Das soll das Überleben der Menschheit sicherstellen:

Die Natur sieht vor, dass die Frau in dieser Zeit mehr Lust auf Sex hat, damit die Chancen für eine Empfängnis möglichst groß sind. Für Männer ist möglicherweise ein Gespräch mit einem Ernährungsberater ein positiver erster Schritt, denn die Zufuhr der richtigen Nährstoffe, insbesondere Zink, kann sich günstig auswirken.

Ich bin ein männlicher Transsexueller und habe vor einer Operation zur Geschlechtsumwandlung hoch dosiertes Östrogen bekommen. Davon wird mir aber schlecht. Könnte natürliches Progesteron mir helfen?
Es ist bekannt, dass hoch dosiertes Östrogen bei manchen Menschen Übelkeit auslöst. Es kann sein, dass Ihr Körper die Dosis, die Ihnen verordnet wurde und die Sie brauchen, um weibliche Merkmale zu entwickeln, als zu hoch empfindet, denn hormonell ist er immer noch teilweise männlich. Progesteron gleicht Östrogen aus, ohne die feminisierende Wirkung von Östrogen abzuschwächen. Es könnte hilfreich für Sie sein, das natürliche Progesteron zyklisch zu verwenden, das heißt drei Wochen anwenden und dann eine Woche pausieren. Das könnte verhindern, dass Ihnen schlecht wird, und Sie hätten ein besseres Hormongleichgewicht als mit Östrogen allein.

Meine Frau hatte in den Wechseljahren heftige Stimmungsschwankungen, und natürliches Progesteron schien ihr zu helfen. Seit ich in Rente bin, bin ich ziemlich depressiv und frage mich, ob es mir auch helfen würde.
Wahrscheinlich war die Depressivität Ihrer Frau einem Progesteronmangel zuzuschreiben, und deshalb hat natür-

liches Progesteron ihr geholfen. Ein Progesteronmangel ist bei Frauen eine häufige Ursache für Depressionen, aber es gibt keine Hinweise darauf, dass er bei Männern dieselbe Wirkung hat. Allerdings sollten wir daran denken, dass die Zellen im Gehirn und im Nervengewebe von Männern und Frauen Progesteronrezeptoren haben. Diese Rezeptoren haben mit Sicherheit einen Sinn, und wenn sie angeregt werden, muss das etwas bewirken.

Es ist möglich, dass ein Progesteronmangel bei Männern eine Depression auslöst. Wenn das der Fall ist, würde die Verwendung von natürlichem Progesteron Ihnen helfen. Sie könnten auch einen Heilpraktiker konsultieren, zum Beispiel einen Homöopathen oder einen Naturheilkundler, die Ihnen andere geeignete Heilmittel vorschlagen können. Johanniskraut wird oft als pflanzliches Mittel bei Depressionen empfohlen und ist in Apotheken und Reformhäusern erhältlich.

Nützliche Adressen

In Deutschland sind Progesteron-Produkte nur auf Rezept erhältlich, allerdings können sie zum persönlichen Gebrauch im Ausland bestellt werden. Wir empfehlen, zunächst mit Ihrer Ärztin/Ihrem Arzt zu sprechen, denn es ist immer am besten, die Anleitung eines Arztes Ihres Vertrauens zu haben. Obwohl natürliches Progesteron zum Zeitpunkt der Manuskripterstellung als natürliches Heilmittel klassifiziert wird und deshalb nicht in einem Medikamenten-Verzeichnis auftaucht, sind einige Progesteron-Produkte auf Rezept und auf Krankenschein erhältlich.

Natural Progesterone Information Service
NPIS
PO Box 24
Buxton
GB – Derbyshire SK 1 7 9FB

Verschickt gegen einen ausreichend frankierten Rückumschlag Informationen über Ärzte und grundlegende Informationen zur Anwendung von natürlichem Progesteron sowie die Ergebnisse der weltweiten Progesteron-Forschung (in englischer Sprache).

Progesteron-Produkte

Die folgenden Firmen liefern Progesteron-Cremes in der in diesem Buch und von Dr. John Lee empfohlenen Konzentration. Die zur normalen physiologischen Verwendung empfohlene Dosis wird in einer Creme angeboten, die 900 Milligramm Progesteron in einem 60-Gramm-Behältnis enthält.

Higher Nature
Burwash Common
GB – East Sussex TN 19 7 LX
Tel.: 00 44 14 35-8 82 88 80

Großhändler für Pro-Gest, die Original-Progesteron-Creme, im europäischen Raum.

Wellsprings Trading
PO Box 322
St. Peter Port
Guernsey GY1 3TP
Tel.: 00 44 14 81-23 33 70

Großhändler für *Serenity for Women,* eine Progesteron-Creme, die zusätzlich östrogene Heilpflanzen enthält.

Speicheltests

Aeron Life Cycles
1933 Davis St, Suite 310
San Leandro CA 94577
USA

Verbände und Selbsthilfeorganisationen

Deutsche Krebshilfe
Tel.: 02 28-7 29 90 95
www.krebshilfe.de

Bundesverband Frauenselbsthilfe nach Krebs e. V.
B6 10/11
68159 Mannheim
Tel.: 06 21-2 44 34
www.fshnachkrebs.de

*Dachverband der Frauengesundheitszentren
in Deutschland e.V.*
Goetheallee 9
37073 Göttingen
Tel.: 05 51-48 70 25
www.medizin-forum.de/selbsthilfe/frauenzentren

Endometriose-Vereinigung Deutschland e.V.
Bernhard-Göring-Str. 152
04277 Leipzig
Tel./Fax: 03 41-30 63 04
www.endometriose-vereinigung.de

Gegen Einsendung von DM 4,– in Briefmarken erhalten Interessierte einführendes Informationsmaterial über Endometriose.

Deutsche Gesellschaft für klassische Homöopathie e.V.
Edelweißstr. 11
81514 München
Tel.: 0 89-62 00 13 05
www.dgkh-homoeopathie.de

Organisation klassisch homöopathisch arbeitender Heilpraktiker e.V.
Postfach 1460
82119 Gauting bei München
Tel.: 0 89-89 34 11 40

Initiative Regenbogen
Glücklose Schwangerschaft e.V.
Constance Tofan-Lange
Charlottenstr. 39
26486 Wangerooge

Wunschkind e.V.
Tel.: 01 80-5 00 21 66

Frauen gegen Brustkrebs
Alteburger Str. 248
50568 Köln
Tel.: 02 21-3 40 56 28

Bund Deutscher Heilpraktiker
Geschäftsstelle
Südstr. 11
48231 Warendorf
Tel.: 0 25 81-6 15 50
www.bgh-online.de

Zentralverband der Ärzte für Naturheilverfahren e.V.
Alfredstr. 8
72250 Freudenstadt
Tel.: 0 74 41-21 21

Hufelandgesellschaft für Gesamtmedizin e.V.
Vereinigung der Ärzte für biologische Medizin
Ortenaustr. 10
76199 Karlsruhe
Tel.: 07 21-88 66 76 und 88 62 77

Literatur

Dr. John Lee, *Natürliches Progesteron. Ein bemerkenswertes Hormon.* AKSE-Verlag, München 1997

Register

Abrasio *siehe* Ausschabung
Absorption 28, 39-41, 50, 56, 191, 82
Aeron Life Cycles 34
Akupunktur 72
Alendronsäure 182
Alterungsprozesse 146
Alzheimer 151
Anämie 78, 111, 150, 199
Androstendion 125
Antibabypille 63, 75, 92-94, 156, 109, 173-174
Apoptosis 147
Arginin 202
Ashwanganda 202
Ausschabung 67

Baby Blues (*siehe auch* Depression, postnatale) 92, 97
Befruchtung, künstliche 32, 103
Blutarmut *siehe* Anämie
Blutgerinnsel 153
Blutungen
– Schmier- 68
– starke 65, 67, 70, 72, 111

– unregelmäßige 110
Blutuntersuchung 28, 34, 49
Bor 115, 179
Brüste 84-87
– empfindliche 86, 118, 137
– schmerzende 140
– Zysten (Knötchen) 85, 118

Corpus luteum *siehe* Gelbkörper
Crinone 33, 47
Cyclogest 32, 41, 56, 103

Damiana 202
Danol 72-74
Demenz 198
Depression 77, 116, 203
– Antidepressiva 78, 96
– postnatale 79, 92, 96-97
Didronel 183
Diencephalon 138
Dihydrotestosteron 187, 189
Diosgenin 28, 51-52
Dong quai 138

Editronat-dinatrium 183
Eisenspiegel 80, 199

Empfängnis 87-91, 98-101, 104
– Wechseljahre 115
Endometriose 60, 73, 76
epileptische Anfälle 80
Erschöpfung *siehe* Müdigkeit

Fehlgeburt 90, 99, 102-105
Feminisierung 189
Ferritin 80, 199
follikelstimulierendes Hormon (FSH) 16, 18, 50, 75, 124, 137, 188
Fosamax 182
Fruchtbarkeit *siehe* Empfängnis

Gebärmutterblutung, dysfunktionale 67
Geburt 91
Gedächtnisstörungen 149
Gelbkörper 16, 69, 88
Gelbkörperschwäche 105, 172
Gen
– BCL2 147, 166
– P53 147, 167
Gesichtsbehaarung, vermehrte 74, 149
Gestagen 130
Gewichtsprobleme 116
Gingko biloba 202
Ginseng 202
Glatzenbildung 198
gonadotropinstimulierendes Hormon 16, 137, 188
Granulosazellen 16

Haarausfall 79, 198
Haar, trockenes 121
Herzerkrankungen 113
– Atherome 197
– Herzinfarkt 142-146, 197
– Koronarkrämpfe 144-145, 151
Hitzewallungen 135-140, 150
Homöopathie 72
– Konstitutionsmittel 140
– Lachesis 139
– Sepia 139
Hormone
– Krebs und 45
Hormonersatztherapie 42, 45, 66, 71, 87, 94, 110-120, 140-145, 150-153, 166
– Beendigung 126-128
– Nebenwirkungen 145
– Osteoporose und 177-178
Hormontests 35, 49-51, 74
Humanes Choriongonadotropin 17, 69, 88-90, 93, 102
Hyperplasie 128, 130, 133, 156, 159
Hypothalamus 16, 60
– Hitzewallungen und 137
Hysterektomie 71, 73, 117, 132, 156, 159, 161

Injektionen 33

Johanniskraut (Hypericum perforatum) 78, 117, 204

Kalzium 115, 179, 183
Kava-Kava 78, 117

Knochendichte 114, 152
- Messungen 184
Konzentrationsstörungen 149
Kortikosteroide 153-154
Krampfadern 153
- Schwangerschaft und 105
Krebs 155-167
- Brust 45, 60, 85, 120, 135, 160-166, 178
- Eierstock 157
- Endometrium 69, 132, 156, 158, 160
- Gebärmutter 45, 156
- Gebärmutterhals 69, 156
- Leber 164
- Operationsvorbereitung 164
- Prostata 189, 196-196
Kürettage *siehe* Ausschabung

Leydig-Zellen 188
Libidoverlust 95
luteinisierendes Hormon (LH) 16, 18, 50, 64, 75, 137, 188
Lycopen 202

Magnesium 86, 115, 179
Männer
- follikelstimulierendes Hormon (FSH) 188
- Fruchtbarkeit 199-201
- gonadotropinstimulierendes Hormon 188
- Herzinfarkt 197
- Hormongleichgewicht 189
- Impotenz 201-203
- luteinisierendes Hormon (LH) 188

- Osteoporose 193-194
- Prostatakrebs *siehe unter Krebs*
Menstruationsprobleme 62-64
Milchbildung 84
Mirena-Spirale 65
Monatszyklus 16
Mönchspfeffer 138
Müdigkeit 77, 119, 149
multiple Sklerose 83
Myelinscheide 83
Myome 70-74, 117

Norethisteron 66, 111

Ödeme 146
Osteoblasten 170, 173, 182-183, 194
Osteoklasten 170, 173, 178, 182
Osteopenie 177, 184
Osteoporose 42, 59, 101, 113-115, 154, 165, 169-185
- Männer und 193-194
- Risikofaktoren 171, 176, 192
- Röntgen und 177
Östradiol 48, 125, 135
Östriol 49, 134-135
Östrogen
- Dominanz *siehe dort*
- Fremd- 23, 190
- Haut 146
- nicht-ausgeglichenes 21, 160
- Pflaster 128
- Wirkungen 19
- Creme 134

Östrogendominanz 85, 112, 113
– Männer und 190
– Myome und 70
– Symptome 21, 63
östrogenhaltige Nahrungsmittel 138
Östrogenrezeptoren 162
Östron 48, 125, 135

Papilloma-Viren 157
Phyto-Östrogen 23, 30, 41, 137, 138
PMS *siehe* prämenstruelles Syndrom
polyzystisches Ovarialsyndrom 60, 74-75
Portioerosion 69
präkanzeröse Zellen 129, 156
prämenstruelles Syndrom (PMS) 32, 59, 80-82, 101, 102, 112
– Symptome 81
Pregnenolon 26
Pro-Gest 36, 52
Progestativa, synthetische 54, 65, 87, 126, 132, 140, 151, 159
Progesteron
– Darreichungsformen 29-33
– Definition 27
– Dosierung 33-38
– Männer und 187-204
– Nebenwirkungen 41
– Osteoporose und 180
– Stillen und 86, 97
– Überdosierung 42
– Verabreichungsrhythmus 33-38
– Wirkungen 19
Progesteron (Handelsname) 33
Progesteronmangel
– in der Gelbkörperphase 89, 104, 108
Progesteron-Ampullen 33
Progesteron-Kapseln 32
Progesteron-Pessare 82, 45, 129
Progesteronrezeptoren 26, 162, 198
Progesteron-Tabletten 32, 129
Progesteron-Vaginalcreme 33, 47
Progesteron-Zäpfchen 32, 46, 103
Progestogel 31
Prolaktin 85, 97
Prostata, vergrößerte *siehe* Prostata-Hypertrophie
Prostata-Hypertrophie 194-195
prostataspezifisches Antigen 195-196
Prozac 116
Pubertät 61

Reizdarm 83, 153
Roter Salbei 138

Sägepalme 195
Saponin 28
Schilddrüse
– Überfunktion 148
– Unterfunktion 147

Schisandra 78
Schlafstörungen 150
Schwangerschaft 91, 96-105
Schwangerschaftsübelkeit 95
Speicheltest 28, 34, 49
Stress 60
sublinguale Tabletten/Pastillen 31
sublinguales Öl 31

Tamoxifen 161-164
Temperaturkontrollmechanismus 136, 138
Testosteron 75, 95, 189
transdermale Creme 29, 82, 129
transdermale Gels 31
Transsexualität 203
Tribulis terrestris 202
Tri-Östrogen 30

Umweltverschmutzung 22
Unfruchtbarkeit *siehe* Empfängnis

Vagina, trockene 133-135
Viagra 201

Vitamine
– B_6 86
– C 179
– D 179
– E 86, 139
– E-Kapseln 134

Wassereinlagerungen 116
Wechseljahre 17, 71, 94, 107-153
– Diagnose 50
– Depressionen 116
– Fruchtbarkeit 115
– Gewichtsprobleme 116
– Herzerkrankungen 113
– Myome 117
– prämenstruelles Syndrom 112
– Zystenbildung 118

Yamswurzel 28, 51-52

Zink 202
Zyklen, anovulatorische 90, 109, 124
Zysten *siehe* Brüste

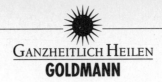

Ganzheitlich Heilen
GOLDMANN

Ganzheitliche Heilung für Frauen

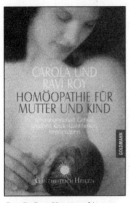

C. u. R. Roy, Homöopathie
für Mutter und Kind   14164

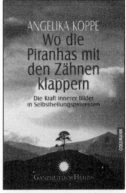

Angelika Koppe, Wo die Piranhas
mit denZähnen klappern   14183

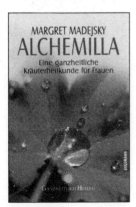

Margret Madejsky,
Alchemilla   14191

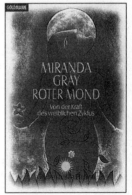

Miranda Gray,
Roter Mond   14147

Goldmann • Der Taschenbuch-Verlag

GANZHEITLICH HEILEN
GOLDMANN

Alternative Wege der Heilung

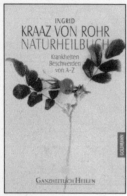

I. Kraaz von Rohr,
Naturheilbuch 14148

C. u. R. Roy,
Erste-Hilfe-Homöopathie 14165

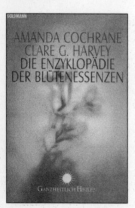

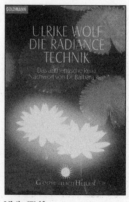

A. Cochrane/C. G. Harvey, Die Enzyklopädie der Blütenessenzen 14155

Ulrike Wolf,
Die Radiance Technik 14156

Goldmann • Der Taschenbuch-Verlag

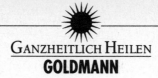

Ganzheitlich Heilen
GOLDMANN

Anstöße für Ihr seelisches Wachstum

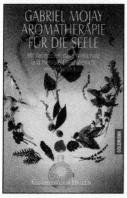

Gabriel Mojay,
Aromatherapie für die Seele   14162

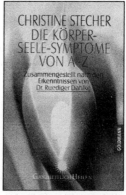

Christine Stecher, Die Körper-
Seele-Symptome von A-Z   14160

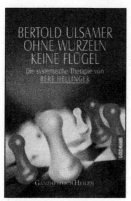

Bertold Ulsamer,
Ohne Wurzeln keine Flügel   14166

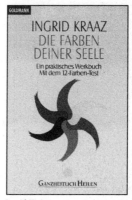

Ingrid Kraaz,
Die Farben deiner Seele   13767

Goldmann • Der Taschenbuch-Verlag

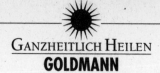

Homöopathie-Ratgeber von Carola und Ravi Roy

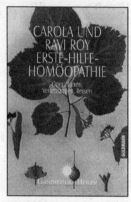

Erste-Hilfe-Homöopathie 14165

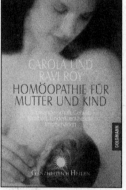

Homöopathie für Mutter
und Kind 14164

Goldmann • Der Taschenbuch-Verlag

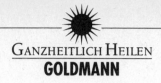

GANZHEITLICH HEILEN
GOLDMANN

Den ganzen Menschen heilen

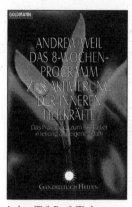

Andrew Weil, Das 8-Wochen-
Programm zur Aktivierung
der inneren Heilkräfte   14135

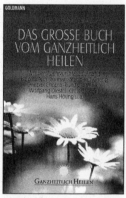

Diane von Weltzien (Hrsg.),
Das große Buch vom
ganzheitlichen Heilen   14137

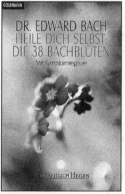

Dr. Edward Bach, Heile dich selbst:
Die 38 Bachblüten   14150

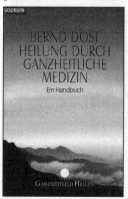

Bernd Dost, Heilung durch
ganzheitliche Medizin   13971

Goldmann · Der Taschenbuch-Verlag

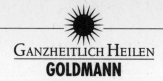

GANZHEITLICH HEILEN
GOLDMANN

Tabuthemen unserer Zeit

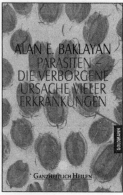

Alan E. Baklayan,
Parasiten   14163

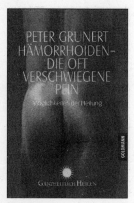

Peter Grunert,
Hämorrhoiden   14161

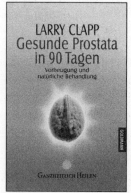

Larry Clapp, Gesunde Prostata
in 90 Tagen   14187

Goldmann • Der Taschenbuch-Verlag

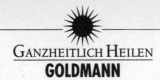

GANZHEITLICH HEILEN
GOLDMANN

Kreativität & positive Energie

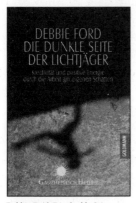

Debbie Ford, Die dunkle Seite
der Lichtjäger   14167

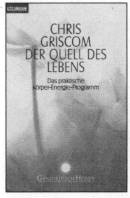

Chris Griscom,
Der Quell des Lebens   12242

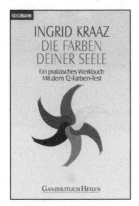

Ingrid Kraaz,
Die Farben deiner Seele   13767

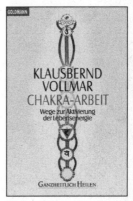

Klausbernd Vollmar,
Chakra-Arbeit   13994

Goldmann • Der Taschenbuch-Verlag

GOLDMANN

*Das Gesamtverzeichnis aller lieferbaren Titel erhalten Sie
im Buchhandel oder direkt beim Verlag.
Nähere Informationen über unser Programm erhalten Sie auch im Internet unter:*
www.goldmann-verlag.de

★

Taschenbuch-Bestseller zu Taschenbuchpreisen
– Monat für Monat interessante und fesselnde Titel –

★

Literatur deutschsprachiger und internationaler Autoren

★

Unterhaltung, Kriminalromane, Thriller
und Historische Romane

★

Aktuelle Sachbücher, Ratgeber, Handbücher und
Nachschlagewerke

★

Bücher zu Politik, Gesellschaft, Naturwissenschaft und Umwelt

★

Das Neueste aus den Bereichen
Esoterik, Persönliches Wachstum und Ganzheitliches Heilen

★

Klassiker mit Anmerkungen, Anthologien und Lesebücher

★

Kalender und Popbiographien

★

Die ganze Welt des Taschenbuchs

★

Goldmann Verlag • Neumarkter Str. 18 • 81673 München

Bitte senden Sie mir das neue kostenlose Gesamtverzeichnis

Name: _____

Straße: _____

PLZ / Ort: _____